GU RATGEBER GESUNDHEIT

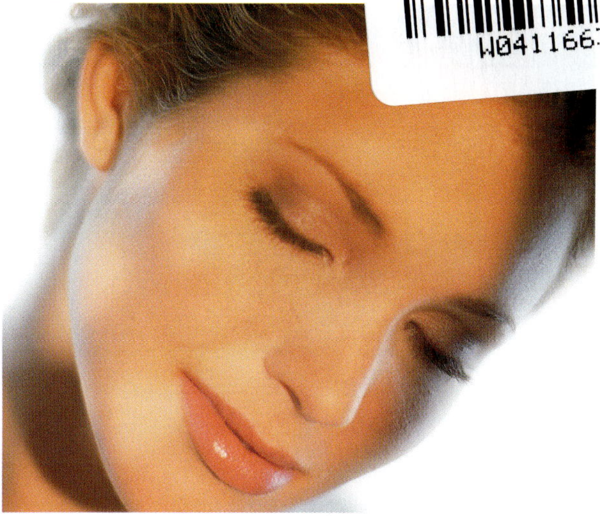

PROF. DR. MED. DIETER LANGEN

Autogenes Training

- 3 x täglich zwei Minuten
- abschalten, loslassen, erholen
- Ruhe und Kraft für den Alltag

G|U

Inhalt

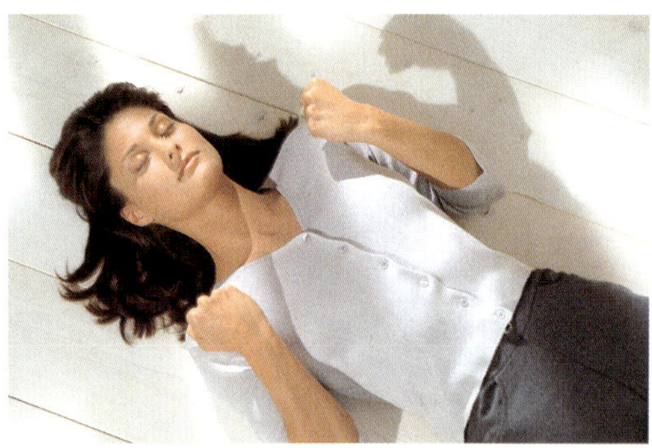

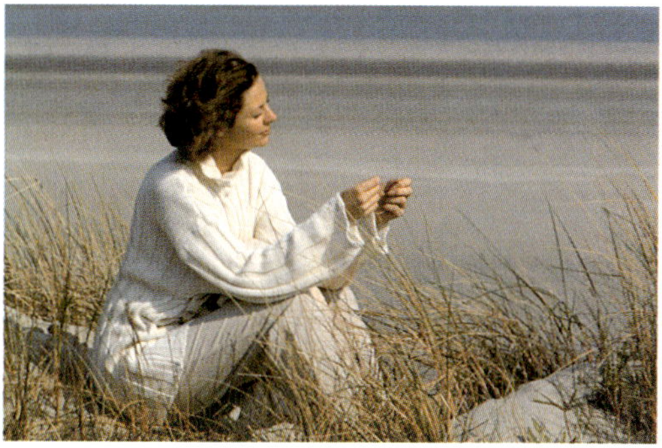

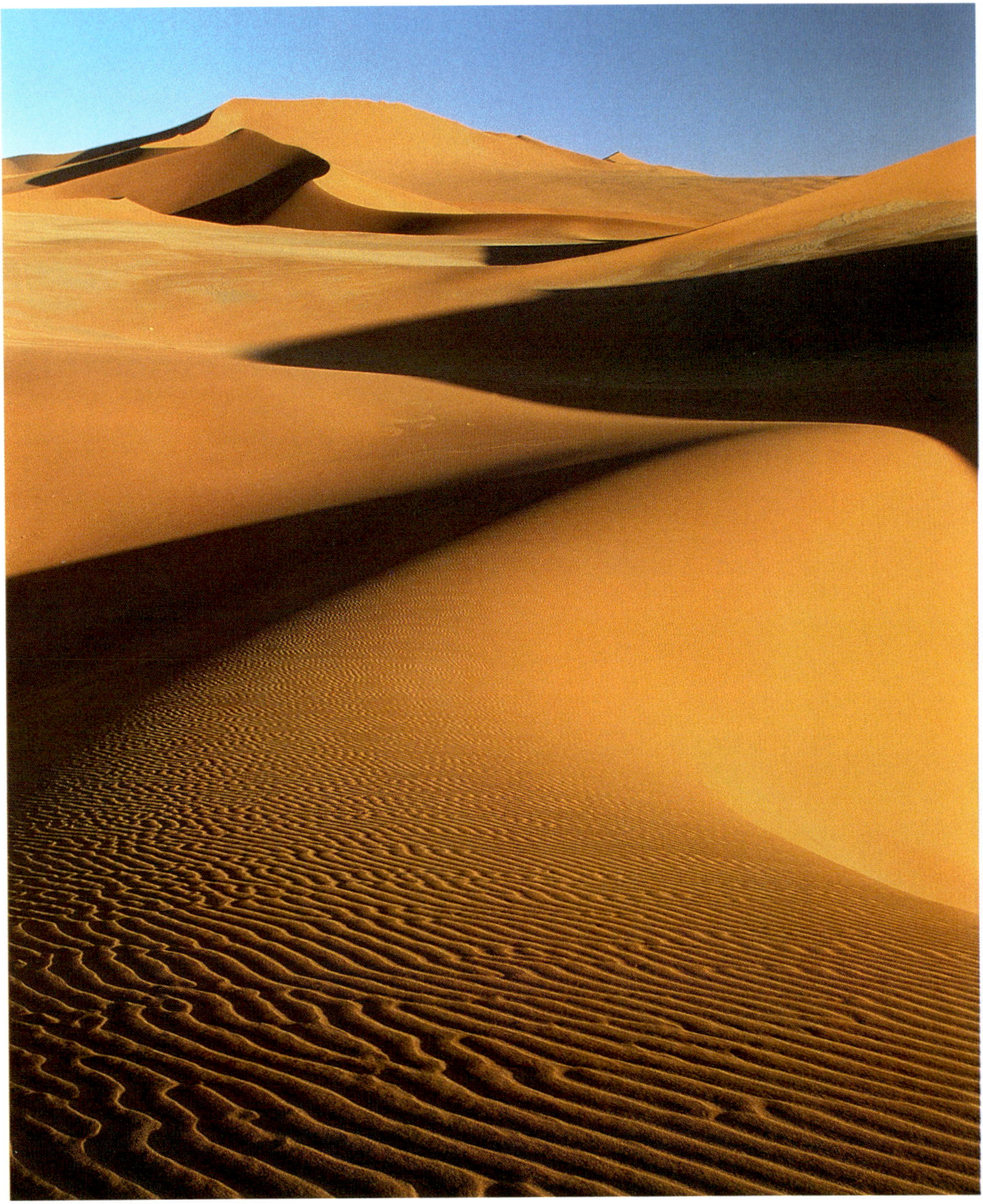

Ein Wort zuvor

Im Lauf der vielen Jahre, in denen wir das Autogene Training vermittelt haben, ist uns als Rat für den Anfänger stets ein Satz besonders am Herzen gelegen: *»Das Wichtigste am Autogenen Training ist, daß man es macht«*. Denn was für die meisten Bereiche im Leben gilt, gilt auch fürs Autogene Training – die Erfahrungen, die jeder selbst macht, sind durch nichts zu ersetzen.

Vereinfachte Form des Autogenen Trainings

Deshalb ist dieses Buch sehr praxisorientiert – und es vermittelt eine vereinfachte Form des Autogenen Trainings, die sich auf die Grundübungen beschränkt. Warum?

- Das Autogene Training in seiner vereinfachten Form ist eine praktische Entspannungsmethode, die jeder Gesunde jederzeit für sich anwenden kann. Sie ist so leicht zu erlernen, so unproblematisch und so schnell durchzuführen, daß Übende dem Autogenen Training erfahrungsgemäß länger treu bleiben, als wenn sie versuchen, die ausführliche Form zu lernen.

Die ausführliche Form nach Schultz

- Diese ausführliche Form, so wie sie J. H. Schultz in den 20er Jahren entwickelte, ist wesentlich komplexer, erfordert mehr Geduld und Durchhaltevermögen. Sie enthält eine Reihe von Übungen, die fast alle Organe des Körpers beeinflussen. Weil es dabei zu Störungen kommen kann, sollte diese Form nur unter ärztlicher Anleitung und Überwachung geübt werden (mehr dazu auf Seite 14). Dieses Training ist dann allerdings eine bewährte Therapie bei vielen Beschwerden und Krankheiten (Seite 75).

Mit der vereinfachten Form des Autogenen Trainings steht Ihnen bald ein wunderbares Mittel zur Verfügung, um sich jederzeit und überall blitzschnell zu entspannen und neue Kräfte zu sammeln.

Wirkung der Grundübungen

Die tiefe Entspannung, in die Sie sich zu versetzen lernen, ist Voraussetzung für das Zusatzversprechen das Autogenen Trainings: Die Konzentration auf sogenannte Leitsätze hilft Ihnen, mit Alltagsproblemen besser fertigzuwerden und unerwünschte Verhaltensweisen zu verändern, zum Beispiel Streß abzubauen, mit dem Rauchen aufzuhören oder Schlafstörungen zu beheben. Denn durch das Autogene Training lernen Sie, mit der Kraft Ihrer Gedanken Ihren Körper *und* Ihre Seele zu beeinflussen.

Prof. Dr. med. Dietrich Langen
Prof. Dr. med. Karl Mann

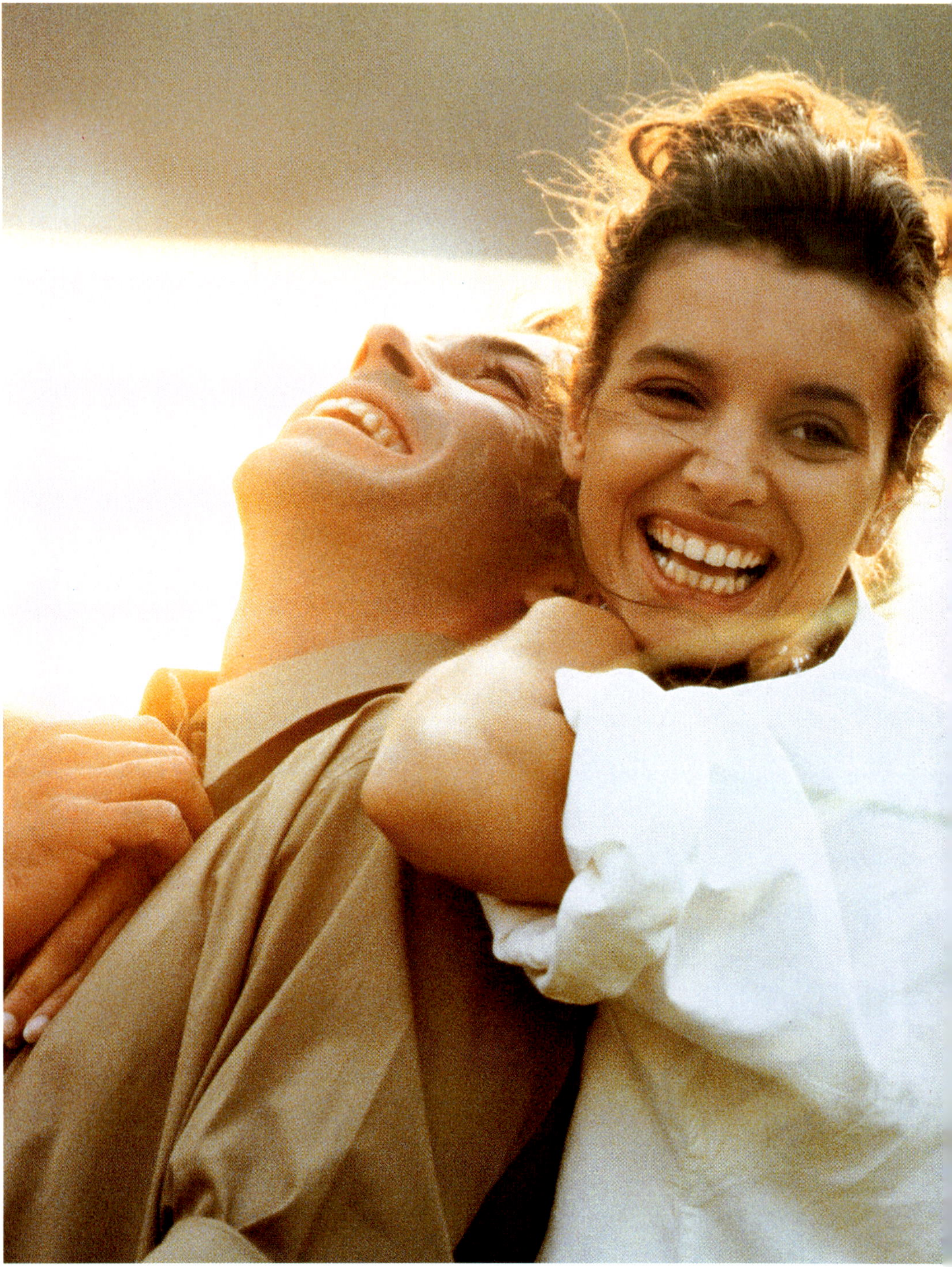

Erholung für Körper und Geist

Sie sind in fünf Minuten entspannt und fit, nichts kann Sie mehr aufregen, schlafen können Sie wunderbar, Schmerzen sind kein Thema mehr, kalte Hände und Füße sind Schnee von gestern, im Sport sind Sie leistungsfähig wie nie, Sie lernen mit Leichtigkeit, und Ihr Gedächtnis spielt Ihnen so schnell keinen Streich mehr … Das klingt ein bißchen vollmundig – es sind aber tatsächlich die Wirkungen, die konsequentes Autogenes Training mit sich bringt. Denn das Autogene Training entspannt nicht nur körperlich, sondern trainiert auch den Kreislauf, die Konzentrationsfähigkeit, schafft einen klaren Kopf und lehrt Sie, Körper und Geist mit der Kraft Ihrer Gedanken zu beeinflussen.

Über das Autogene Training

»Autogen« kommt aus dem Griechischen und bedeutet »selbsttätig« – Autogenes Training ist eine Entspannungsmethode, die es jedem ermöglicht, sich selbst durch Konzentration zu entspannen. Dabei helfen einfache Leitsätze, die sogenannten Formeln.

Körperliche und geistige Entspannung durch Konzentration

Das Ziel dieser »konzentrativen Selbstentspannung« ist es, durch regelmäßiges Üben mehrmals am Tag in den Zustand der »organismischen Gesamtumschaltung« zu kommen. Diese Umschaltung ist eine sowohl körperliche als auch geistige Entspannung, ein Zustand, der dem Einschlafen verwandt ist. In dieser Entspannung können sich Körper und Geist auch untertags erholen und neue Kräfte sammeln.

Dabei nehmen Sie die körperlichen Entspannungsvorgänge bewußt wahr: die Abnahme der Muskelspannung als *Schwere* und die vermehrte Durchblutung der Haut als *Wärme*.
Durch diese wohlige Besinnung auf die Schwere und auf die Wärme Ihres entspannten Körpers verlieren die Reize der Außenwelt an Bedeutung. Sie erleben eine immer bessere »affektive Resonanzdämpfung« (Seite 10), das heißt, unangenehme Gefühle werden weniger wichtig, Sie können gelassener reagieren.

Formeln helfen, Probleme zu lösen

Auf dem Boden dieser »Umschaltung« bieten die individuellen Formeln (Wandspruchartigen Leitsätze) jedem die Möglichkeit, die Selbstheilungskräfte zu stärken, mit Problemen besser fertigzuwerden und seine Persönlichkeit weiterzuentwickeln.
Voraussetzung für diese Erfahrung ist es, die zwei bis drei Minuten dauernden Übungen regelmäßig täglich durchzuführen. Dann werden Sie bemerken, daß Sie sowohl im körperlichen als auch im seelischen Bereich immer besser die Balance zwischen An- und Entspanng finden: Ihre Grundhaltung, Ihre Lebenseinstellung werden gelassener. Gleichzeitig hilft Ihnen die regelmäßige Konzentration auf die Formeln, Ihre Konzentrationsfähigkeit insgesamt zu verbessern. Zusammenfassend kann man sagen:

■ Das Autogene Training ist eine Entspannungsmethode, die den ganzen Menschen betrifft. Sie wirkt beruhigend, lösend und regenerierend auf Körper, Seele und Geist.

Was dabei im Körper geschieht

Die Rolle des Nervensystems

Die tiefreichende Entspannung und die bessere Durchblutung – *Schwere* und *Wärme* – werden über das Nervensystem gesteuert. Um dies nachvollziehen zu können, ist es notwendig, ein wenig über die Funktionen des Nervensystems zu wissen.
Das *Zentralnervensystem* (Gehirn und Rückenmark) verarbeitet unter anderem die Reize der Außenwelt und verbindet so Körper und Umwelt.
Das *vegetative Nervensystem (Vegetativum)* reguliert vor allem Atmung, Blutkreislauf, Stoffwechsel, Wärme- und Wasserhaushalt des Körpers – und das auch ohne Bewußtsein und Willen des Menschen. In den Phasen der Arbeit, der Anspannung sowie der Leistungsbereitschaft überwiegt der vom *Sympathikus* gesteuerte Anteil des Vegetativums; dagegen werden Phasen der Ruhe, der Erholung, der Regeneration, der Verdauung und der Ausscheidung vom *parasympathischen* Anteil des Vegetativums bestimmt.
Diese Vorgänge sind, wie schon gesagt, normalerweise nicht dem Willen unterworfen. Hier setzt nun die Wirkung des Autogenen Trainings ein.

Einfluß auf das Vegetativum

■ Mit Hilfe des Autogenen Trainings wird ein gewisser Einfluß auf zuvor unwillkürlich ablaufende Vorgänge im vegetativen Nervensystem ausgeübt. Dies bedeutet im wesentlichen, daß allmählich der parasympathische Anteil überwiegt.

Durch regelmäßiges Üben gelingt es beispielsweise, auf den Spannungszustand der Muskulatur einzuwirken – anschaulich macht das der Pendelversuch (Seite 18).
Muskelfasern, die dabei bewußt entspannt werden, teilen diese Entspannung über Nervenimpulse bestimmten Hirnregionen mit. Von dort aus werden verschiedene Funktionen zentral gesteuert, so daß sich – sehr vereinfacht ausgedrückt – die Entspannung nun auch auf diese anderen Körperfunktionen überträgt. Letztlich führt

Spannung der Muskulatur wird vermindert

das zu einer Entspannung weiterer Muskelgruppen, auch der Darm- und Gefäßmuskulatur. So läßt es sich erklären, daß sich der Spannungszustand der gesamten Muskulatur (Muskeltonus) vermindert und der allgemeine Wachheitsgrad sinkt.

Diese und weitere Phänomene (Seite 37) wurden mit naturwissenschaftlich exakten Methoden (EMG = Elektromyogramm, Aufzeichnung des Verlaufs der Aktionsströme der Muskeln und EEG = Elektroenzephalogramm, Aufzeichnung des Verlaufs der Hirnaktionsströme) in vielen Fällen zweifelsfrei nachgewiesen.

Gewinn durch Autogenes Training

Hilfe bei Streß und »störenden« Gefühlen (»Affektive Resonanzdämpfung«)

Abbau unangenehmer Gefühle

J. H. Schultz nannte diese hilfreiche Wirkung »Affektive Resonanzdämpfung«, was man mit »Milderung gefühlsmäßiger Reaktionen« übersetzen könnte. Störende Empfindungen wie Angst, innere Unruhe oder Deprimiertsein können mit Hilfe des Autogenen Trainings abgebaut, zumindest aber neutralisiert werden.

Ich erzähle dazu gerne das Beispiel des Waldhornisten. Sicher kennen Sie das Waldhorn, ein mächtiges Blasinstrument, das in einem Musikstück meist sehr selten gebraucht wird. Kommt dann endlich der Einsatz, muß der Hornist auf Anhieb den richtigen Ton exakt und sauber treffen.

Versuchen Sie sich einmal vorzustellen, in was für einer Angsthaltung so mancher Waldhornist ein Konzert durchsteht. Diese »Angst des Waldhornisten vor dem Einsatz« ist ein Beispiel für genau die Form von Streß (Seite 77), die sich mit Hilfe des Autogenen Trainings sehr gut abbauen läßt.

In fünf Minuten erholt und fit

Effektive Erholung auch in kurzen Pausen

Wir leben in einer Zeit, in der die meisten Menschen ohne eine längere Mittagspause durcharbeiten. Während man früher nach einer mehrstündigen Mittagspause oder sogar erst nach einem Mittagsschlaf die Arbeit ausgeruht fortsetzte, ist heute die halbstündige Mittagspause üblich.

Verlangt wird, daß in der zweiten Tageshälfte die gleiche Leistung erbracht wird wie in der ersten, doch stellen sich bei vielen Menschen natürliche Ermüdungserscheinungen ein.
Wesentlich besser erholt geht man in die »zweite Runde«, wenn man in der Mittagspause mit Hilfe des Autogenen Trainings abgeschaltet hat. Der Erholungseffekt des Autogenen Trainings ist enorm groß; es ersetzt gewissermaßen einen Mittagsschlaf.

Einschlafen ohne Probleme

Hilfe bei Schlafstörungen

Der Großstadtmensch kann sich den Streßfaktoren Hetze und Lärm kaum entziehen; die Folge davon sind oft Schlafstörungen. Eine Umfrage, die wir in Volkshochschulkursen bei »Studenten« des Autogenen Trainings machten, zeigte, daß bis zu 40 Prozent der Kursteilnehmer unter Schlafstörungen litten.
Da erfahrungsgemäß Menschen mit Schlafstörungen auch allgemein Probleme haben, sich zu entspannen und »loszulassen«, brauchen gerade sie das Autogene Training, um wieder gut schlafen zu können (Seite 69).

Erleichterung bei Schmerzen

Verringerung der Schmerzwahrnehmung

Auch hierzu kann das Autogene Training sehr wirkungsvoll eingesetzt werden (Seite 86). Es gibt viele Lebenssituationen, in denen wir Schmerzen mildern, nach Möglichkeit sogar ausschalten möchten, beim Zahnarztbesuch zum Beispiel oder während einer Entbindung (Seite 89).
Wer das Autogene Training beherrscht und es während der Behandlung beim Zahnarzt gezielt »einschaltet«, wird feststellen, daß die üblichen Schmerzen wesentlich verringert sind.

Warme Hände und Füße

Stärkere Durchblutung

Sehr viele Menschen klagen über ständig kalte Hände oder kalte Füße. An diesem Zustand, der von den Betroffenen als sehr unangenehm empfunden wird, aber nichts Krankhaftes darstellt, leiden Frauen häufiger als Männer. Die Wärme-Übung des Autogenen Trainings kann gezielt zu einer Verbesserung der Durchblutung in Händen und Füßen eingesetzt werden.

Leistungsfähiger im Sport

Bessere Muskelleistung und mentale Fitness

Die Erfolge von Spitzensportlern, die das Autogene Training vor Wettkämpfen anwandten, haben eindeutig bewiesen, daß man damit zu einer Verbesserung der Muskelleistung kommen kann. Ebenso ließ sich die Treffsicherheit von Sportschützen deutlich vergrößern. Auch das »Lampenfieber« vor dem Start eines Rennens und die Angst etwa des Skispringers, bevor er in die Anlaufspur steigt, können durch die »affektive Resonanzdämpfung« des Autogenen Trainings vermindert werden.

Konzentrierter beim Lernen

Volle Aufmerksamkeit

Daß die Lernfähigkeit durch Autogenes Training verbessert wird, begrüßen vor allem Studenten sehr. Lernen heißt ja auch, seine Aufmerksamkeit voll auf das zu richten, was man lernen will. Durch kurze Übungen von etwa zwei Minuten Dauer kann man sich auf bestimmte Konzentrationen einstellen und so verhindern, daß einem »das Denken davonläuft«. Dabei ist es gleichgültig, ob Sie sich nun irgendwelche Schaltungen, die Sie in Ihrem Beruf brauchen, einprägen müssen oder ob Sie als Medizinstudent die Zweige einer Arterie lernen. Das Prinzip ist ja immer dasselbe: Die Aufmerksamkeit soll auf das fixiert werden, mit dem man sich gerade beschäftigt.

Ein besseres Gedächtnis

Wissen ist rasch abrufbar

Diesen Effekt des Autogenen Trainings können jene Menschen erreichen, die es bereits gut beherrschen. Das heißt: Man kann das im Gehirn gespeicherte Wissen in dem Augenblick, in dem man es braucht, besser abrufen. Sie alle kennen das Phänomen, daß man den Namen eines Menschen oder einen Ausdruck vergessen hat; er »liegt einem auf der Zunge«, aber man kann ihn nicht aussprechen. Wenn Sie dann Ihre Aufmerksamkeit auf etwas anderes lenken, fällt Ihnen plötzlich ein, wonach Sie vorher krampfhaft gesucht haben. Ähnliches spielt bei Prüfungen eine Rolle; man kann einerseits durch die »affektive Resonanzdämpfung« und andererseits durch die verbesserte Abrufbarkeit dessen, was man gelernt hat, zu einer Steigerung der Leistungsfähigkeit kommen.

Flexibel, gelassen und voll Energie den Alltag bewältigen zu können, ist ein Ziel des Autogenen Trainings.

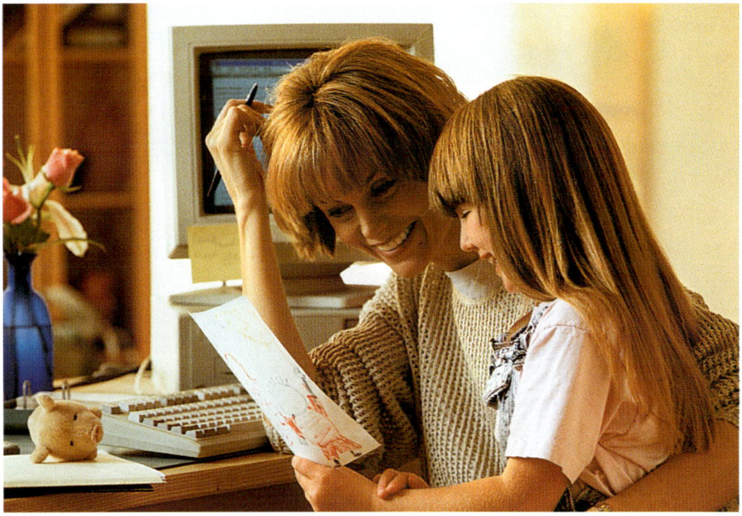

Gezielte Hilfe bei Problemen – mit den individuellen Formeln

Schließlich möchte ich noch auf eine besondere Wirkung des Autogenen Trainings hinweisen, die wegen ihrer großen Bedeutung in einem ausführlichen Kapitel beschrieben wird: Es ist die Wirkung dessen, was Schultz die »formelhaften Vorsatzbildungen« genannt hat und was ich in diesem Buch »individuelle Formeln« oder »Wandspruchartige Leitsätze« nenne.

Einfluß auf Verhaltensmuster

Keiner von uns ist vollkommen; jeder hat irgend etwas, das ihn stört und das er vielleicht gerne abstellen oder verbessern möchte. Wer Schlafschwierigkeiten hat, möchte wieder gut schlafen können. Der Raucher möchte sich das Rauchen abgewöhnen, der Nervöse ruhiger werden; wer an einem leichten Stottern leidet, möchte eine bessere Sprechfähigkeit bekommen. Und alles das kann man dadurch erreichen, daß man die entsprechende »Formel« in das Autogene Training hineinnimmt.

■ Jeder kann sich seine »individuelle Formel« selbst bilden und mit ihr arbeiten. Wie das gemacht wird, zeige ich Ihnen, sobald Sie die Übungen des Autogenen Trainings beherrschen, im Kapitel »Die individuellen Formeln« ab Seite 63.

Warum eine vereinfachte Form?

Für alle, die das Autogene Training nach Schultz in der ausführlichen Form bereits kennengelernt haben, seien hier ein paar erklärende Worte über die vereinfachte Form gesagt, die Sie nach diesem Buch selbständig erlernen können.

Die vollständige Form ist sehr aufwendig

In meiner Praxis habe ich immer wieder erlebt, daß viele Menschen das Autogene Training nach J. H. Schultz nicht richtig erlernten oder nicht regelmäßig durchführten und schließlich sogar wieder aufgaben. Der Grund für dieses Scheitern war oft ganz einfach.

Probleme mit den »Organübungen«

Das Autogene Training, wie es J.H. Schultz entwickelte, enthält eine Reihe von Übungen, die fast alle Organe des Körpers beeinflussen. Und weil es dabei hier und da zu Störungen kommen kann, ist es verständlich, daß Schultz für »sein« Autogenes Training eine ärztliche Anleitung und Überwachung forderte.

Viel Einsatz erforderlich

Aber genau da begann für den Lernenden die doppelte Schwierigkeit: Nicht jeder hat einen Arzt in der Nähe, der ihm das Autogene Training vermitteln kann. Nicht jeder hat die Zeit und bringt die Geduld auf, regelmäßig zu Übungsstunden zu gehen. Die Methode ohne Anleitung zu lernen, ist aber zu schwierig. So kam es, daß viele Menschen vorzeitig aufgaben: weil sie mit dem umfangreichen Programm nicht zurechtkamen, weil es für sie zu aufwendig war, und weil sie nicht lange genug und nicht richtig übten. Der charakteristische Entspannungseffekt kam nicht zum Durchbruch.

Es kann zu Nebenwirkungen kommen

Paradoxe Reaktionen

Bei manchen Menschen stellten sich sogar bei den sogenannten »Organübungen«, das sind die Bauch-, Herz- und Stirnübung, unerwünschte, paradoxe Reaktionen ein. Statt der erhofften Entspannung kam es zu Nervosität und Ängstlichkeit, mitunter sogar zu Herzklopfen und Kopfschmerzen. Andere dagegen hatten bei den ersten Übungen schon ein so starkes Entspannungsgefühl, daß sie die tiefergehenden Organübungen gar nicht mehr brauchten. Aber weil sie angespannt darauf warteten, noch mehr zu erleben, machten sie den Anfangserfolg wieder zunichte.

Die Grundübungen sind völlig ausreichend

Ruhe-, Schwere-, Wärme- und Atem-Übung

Wir haben deshalb das Programm von J.H. Schultz auf die Grundübungen beschränkt – Ruhe- und Schwere-Übung, Wärme-Übung, Atem-Übung – und damit die Gefahr von paradoxen Körpergefühlen reduziert, die Ihnen den Mut nehmen könnten.
Allein durch die Grundübungen kommt es zur Muskel- und Gefäßentspannung und damit zum gewünschten Umschaltprozeß. Das konnte durch viele Untersuchungen bestätigt werden.

Dabeizubleiben ist leichter

In langjährigen Erfahrungen haben wir die Beobachtung gemacht, daß ein wesentlich höherer Prozentsatz der Übenden dann beim Autogenen Training bleibt, wenn lediglich die Grundstufe vermittelt wird. Denn das Wichtigste des Autogenen Trainings ist das regelmäßige Üben!
Damit ist selbstverständlich nicht ausgeschlossen, daß jemand, der die Grundübungen bereits beherrscht, später auch alle Organübungen erlernen kann, um die Umschaltung im Organbereich zu vertiefen; er sollte aber die Herz-Bauch-Stirn-Übungen nur mit Hilfe eines erfahrenen Lehrers einüben.

WICHTIG

Selbständig lernen dürfen nur Gesunde

- Wer das Autogene Training mit Hilfe dieses Ratgebers selbständig erlernen möchte, muß sicher sein, daß er körperlich und seelisch gesund ist.
- Sollten Sie sich nicht im klaren darüber sein, ob der Zustand, in dem Sie sich befinden, nicht doch der Beginn einer Krankheit ist, dann bitte ich Sie, unbedingt vor Beginn des Trainings Ihren Arzt zu befragen. Machen Sie ihn bitte darauf aufmerksam, daß es sich um die vereinfachte Form des Autogenen Trainings handelt.
- Wer bereits wegen einer körperlichen oder seelischen Erkrankung in ärztlicher Behandlung ist und das Autogene Training in der hier vorgestellten Form zur Unterstützung der Therapie anwenden möchte, muß vor Übungsbeginn unbedingt mit seinem Arzt darüber sprechen. Für diese Interessenten gibt es die Möglichkeit, das Autogene Training unter ärztlicher Anleitung in der Gruppe zu erlernen. Ihr Arzt kann Ihnen bei der Suche nach einer passenden Gruppe behilflich sein (Adressen, die weiterhelfen, Seite 93).
- Bei welchen körperlichen und seelischen Störungen und Erkrankungen das Autogene Training unterstützend zur ärztlichen Therapie eingesetzt werden kann, ist ab Seite 75 ausführlich erläutert.

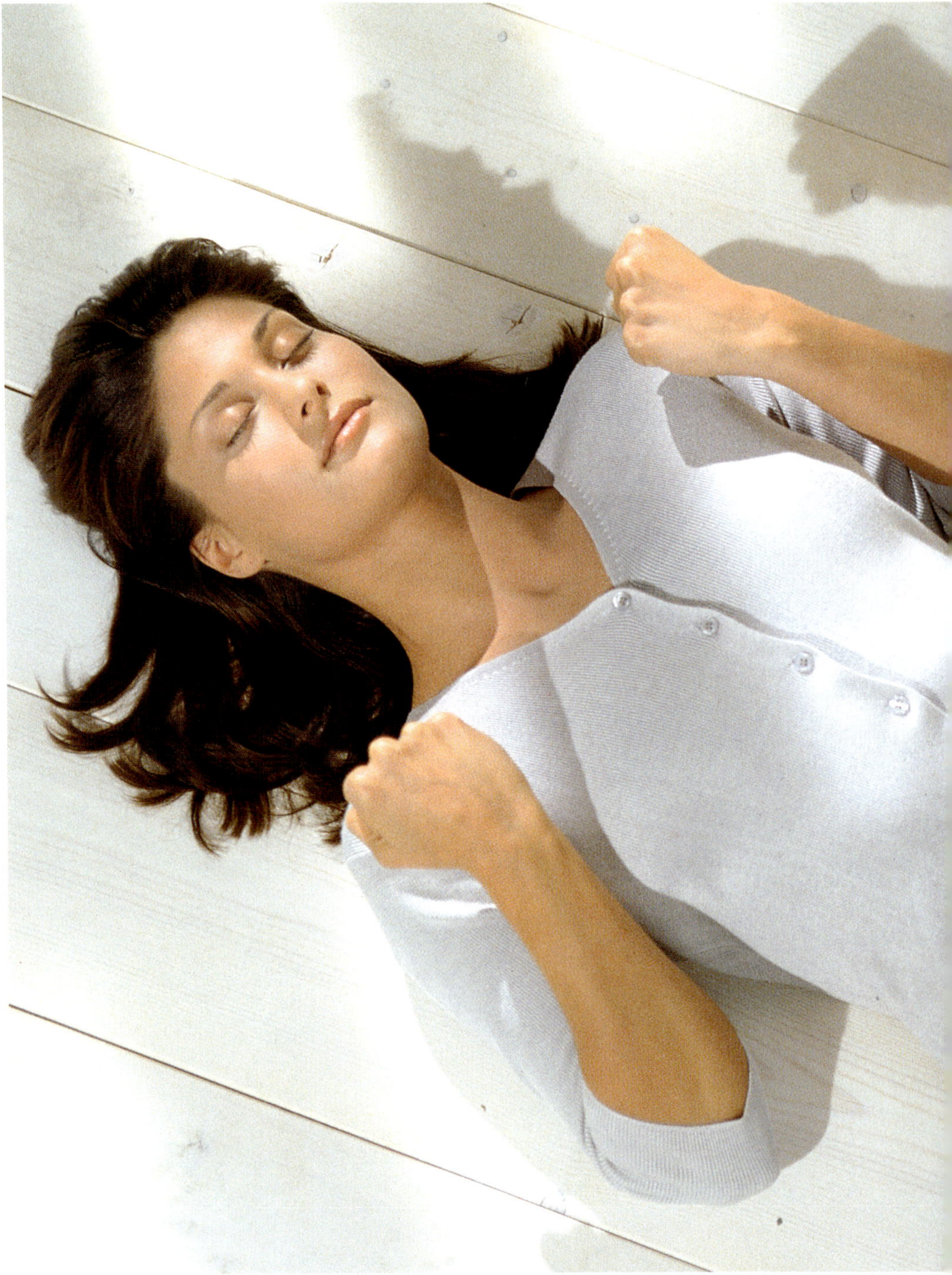

Grundkurs Autogenes Training

Das wichtigste am Autogenen Training ist, daß man es macht. Das heißt, nur durch Geduld und konsequentes Üben kommen Sie in den Genuß der wohltuenden Wirkungen.
Aber nicht nur, *daß* Sie üben, sondern auch, *wie* Sie üben, ist wichtig. Im folgenden lernen Sie deshalb Schritt für Schritt – von der richtigen Übungshaltung bis zu den individuellen Formeln – die Grundstufe des Autogenen Trainings kennen.
Und dann heißt es: 3mal täglich zwei Minuten üben – um abzuschalten, sich zu entspannen und zu erholen. Dabei können Sie, wenn Sie möchten, hinderliche Denkmuster und Verhaltensweisen neu »programmieren«.

Vorbereitung aufs Üben

Lassen Sie uns mit einem »Vorversuch« beginnen, der Ihnen den inneren Mechanismus des Autogenen Trainings anschaulich und verständlich macht.

Spannend: Der Pendelversuch

So wird's gemacht

▶ Nehmen Sie einen zwanzig bis dreißig Zentimeter langen Faden; befestigen Sie an einem Ende einen Gegenstand, einen Schlüssel, einen Siegelring oder ähnliches, halten Sie das andere Ende zwischen Daumen und Zeigefinger; der Arm ist dabei ausgestreckt und zeigt leicht nach oben. Nun beobachten Sie Ihr »Pendel«, und konzentrieren Sie sich innerlich auf den Selbstbefehl:

Das Pendel schwingt von rechts nach links

Diesen Gedanken wiederholen Sie mehrmals konzentriert. Sobald das Pendel zu schwingen beginnt, bringen Sie es durch Konzentration auf folgende Formel wieder zur Ruhe:

**Das Pendel bewegt sich weniger,
... kaum noch,
... es hängt still**

Und nun konzentrieren Sie sich wiederum mehrmals auf das Gegenteil:

Konzentration mit »Selbstbefehlen«

Das Pendel schwingt von vorne nach hinten – immer stärker von vorne nach hinten

Sobald Ihr Pendel vor und zurück schwingt, konzentrieren Sie sich abschließend mehrmals auf den Gedanken:

Das Pendel schwingt im Kreis

Wenn Sie sich richtig konzentriert haben, wird das Pendel in jeder von Ihnen gewünschten Bewegung schwingen.

WICHTIG

Lesen Sie bitte erst weiter, wenn Sie den Versuch – erfolgreich – durchgeführt haben. Die weiteren Übungen des Autogenen Trainings werden Ihnen dadurch leichterfallen.

Der Pendelversuch beweist: Ein intensiver Gedanke kann das Körpergeschehen beeinflussen.

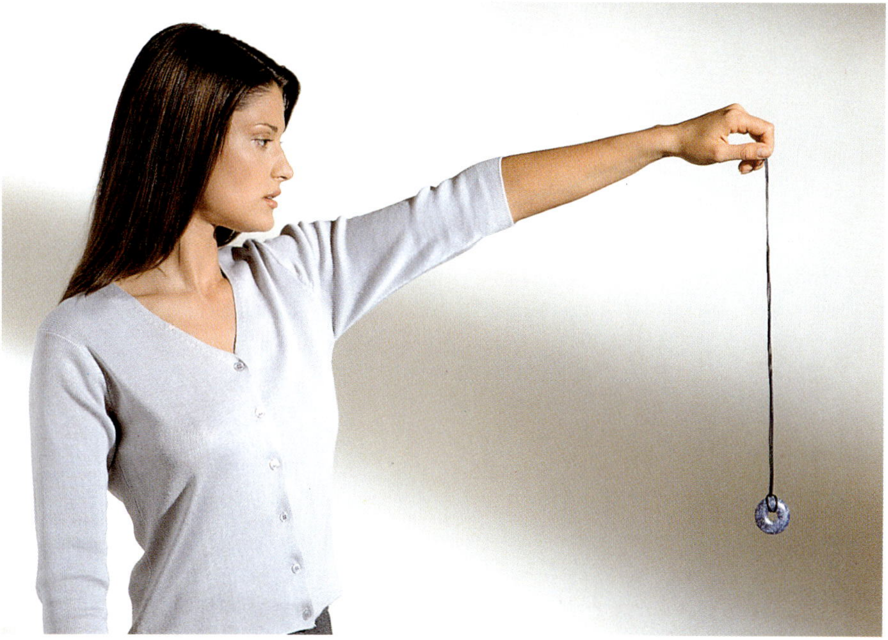

Gedanken wirken auf den Körper

Der Pendelversuch hat nichts Magisches an sich, denn Ursache für den Ausschlag des Pendels ist die Hand, die sich unmerklich bewegt. Sie können deshalb aus dem Versuch folgende Schlußfolgerung ziehen:

Unmerkliche Bewegung der Hand

■ Ein intensiver oder lange festgehaltener Gedanke, eine Konzentration oder Sammlung, können eine deutliche körperliche Bewegung bewirken, die unmerklich ausgelöst wird und unwillkürlich bleibt.

Mit anderen Worten:

- »Reines Denken« kann das Körpergeschehen deutlich beeinflussen.
- Jeder Mensch hat Reaktionen, die seiner bewußten Kontrolle entzogen sind.
- Diese unbewußten Reaktionen können durch Konzentration beeinflußt werden.

Das Autogene Training beruht wesentlich auf diesem ersten psychobiologischen Grundgesetz, daß nämlich ein Gedanke, ein Gefühl oder eine Konzentration die Tendenz haben, sich im Körper auszuwirken.

Das erste psychobiologische Grundgesetz

Formeln nehmen gezielt Einfluß

Sollen Gedanken bestimmte Reaktionen auslösen, müssen sie klar formuliert werden.

Wichtig: Prägnante Formulierungen

■ Je prägnanter, knapper und monotoner ein Gedanke ist, desto stärker ist die Reaktion auf ihn. Deshalb arbeiten wir im Autogenen Training mit wenigen, bewährten Formeln, die Sie mit den entsprechenden Übungen lernen werden.

Wirkung auf Körper und Psyche

Mit diesen Formeln wirkt die konzentrative Selbstentspannung auf Muskulatur und Blutgefäße des Körpers ein. Es kommt neben der körperlichen Entspannung aber ebenso zu einer Veränderung in seelischen Bereichen. Deshalb nenne ich das Autogene Training auch lieber eine »konzentrative Selbstversenkung«.

Konzentrative Selbstversenkung

Was bei den einzelnen Übungen im Detail in Ihrem Körper geschieht und welche positiven seelischen Auswirkungen Sie erwarten dürfen, schildere ich Ihnen bei der jeweiligen Übung (Ruhe-Schwere-Übung, Seite 34, und Wärme-Übung, Seite 48).

So konzentrieren Sie sich am besten

Es gibt verschiedene Möglichkeiten, sich auf eine Formel zu konzentrieren. Jeder Mensch hat da seine persönliche Stärke, je nachdem, welches Sinnesorgan er bevorzugt, wenn er eine Aussage verstehen oder sich etwas merken will:

Den eigenen »Lerntyp« finden

- Die einen sind eher optisch orientiert, nehmen Worte also am besten übers Lesen auf.
- Andere sind akustisch begabt, bei ihnen bleibt das gesprochene Wort am besten haften.
- Wer weder das Lesen noch das Hören eindeutig bevorzugt, dabei sehr lebhaft und spontan, mit einem gewissen Bewegungsdrang ist, der mag eher motorisch orientiert sein.

TIP!

Sie erleichtern sich das Üben sehr, wenn Sie sich »typgerecht« konzentrieren:
▶ Sind Sie optisch begabt, stellen Sie sich die Formel vor Ihrem geistigen Auge vor und »lesen« sie Wort für Wort ab.
▶ Akustisch orientierten Menschen hilft es, sich die Formeln gesprochen vorzustellen und ihnen innerlich »zuzuhören«.
▶ Die motorisch begabten Menschen stellen sich vor, sie würden die Formeln auf Papier oder eine Wandtafel schreiben. Probieren Sie ruhig aus, was Ihnen am besten hilft.

Die Atmung unterstützt die Wirkung

Daß die Formeln ihre volle Kraft entfalten können, hängt aber nicht nur mit der optimalen Konzentration, sondern auch mit der richtigen Atmung zusammen. Anleitung dazu finden Sie auf Seite 39.

Die »Rücknahme«

Bitte wundern Sie sich nicht, daß Sie die Rücknahme vor den eigentlichen Übungen lernen sollen. Aber wenn Sie sie nicht richtig beherrschen, könnten nach den Übungen Benommenheit und Müdigkeit zurückbleiben – und das ist genau das Gegenteil von dem, was Sie mit dem Autogenen Training erreichen wollen. Deshalb ist die richtige Rücknahme für Ihren Erfolg beim Autogenen Training außerordentlich wichtig.

Äußerst wichtig für den Erfolg

Wach und fit werden

Die Übungen des Autogenen Trainings führen in eine Selbstversenkung, aus der Sie jedesmal nach wenigen Minuten mit klarem Kopf wieder herauskommen müssen.
Wird die Rücknahme nicht exakt und kräftig gemacht, bleiben Ihr Körper und Ihr Bewußtsein bis zum nächsten Schlaf in diesem Entspannungszustand.

Am Ende jeder Übung

So wird's gemacht

▶ Um die Selbstversenkung zu beenden, müssen Sie sich am Ende jeden Übens die drei folgenden Selbstbefehle geben und sie ausführen:

Arme fest!
Tief ein- und ausatmen!
Augen auf!

Diese Rücknahme, die auf Seite 22/23 in allen Phasen abgebildet ist, bleibt immer gleich, unabhängig davon, welche Tiefe der Selbstversenkung Sie erreicht und welche Formeln Sie während des Übens angewendet haben.

WICHTIG

Sollten Sie die Rücknahme einmal nicht exakt ausgeführt haben und sich noch etwas müde und benommen fühlen, wiederholen Sie den Vorgang intensiv.

Die einzige Ausnahme

Vor dem Einschlafen

Wenn Sie vor dem Einschlafen üben, nehmen Sie die Entspannung nicht zurück, sondern legen sich zum Schluß einfach bequem zum Einschlafen zurecht.
Das ist zum Beispiel wichtig, wenn Schlafstörungen mit Autogenem Training behandelt werden (Seite 69).

Ob im Liegen oder im Sitzen – nach zwei bis drei Minuten beenden Sie jede Übung mit folgenden drei Schritten:

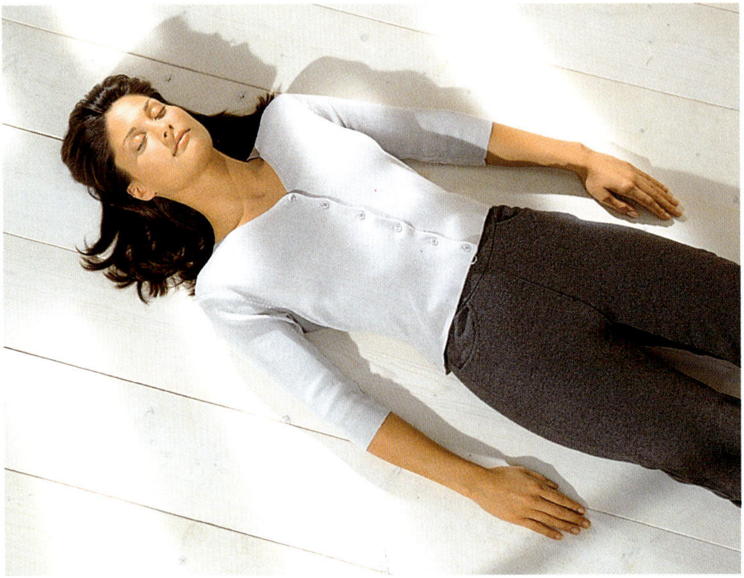

Die Rücknahme – Schritt für Schritt

1

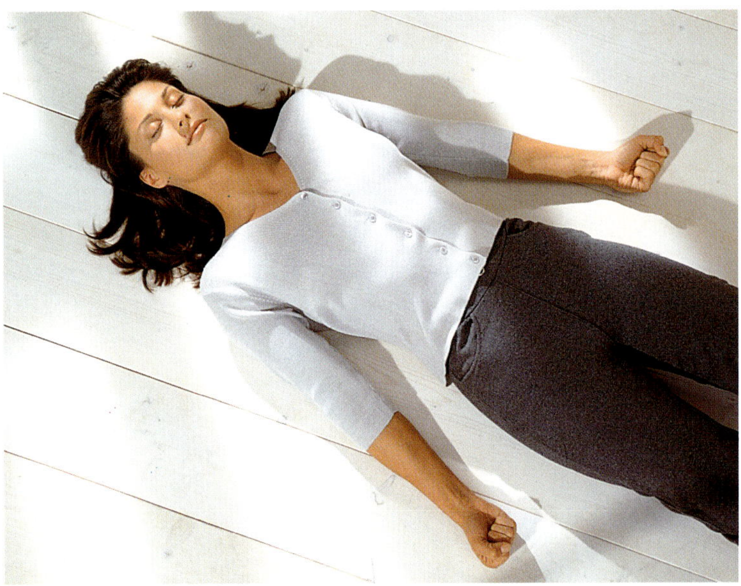

»Arme fest!«

Mit diesem gedachten Befehl strecken Sie die Arme aus und ballen die Fäuste. Dann ziehen Sie die Arme mehrmals mit Schwung an den Körper heran.

2

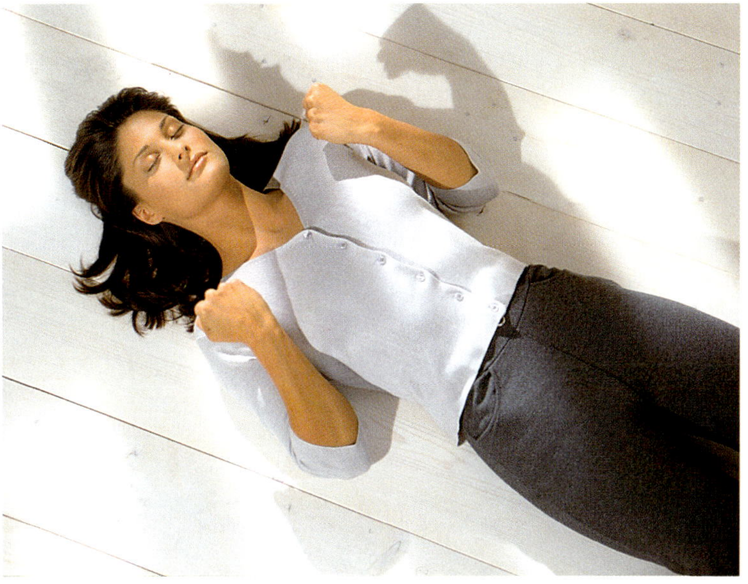

»Tief ein- und ausatmen!«

Mit diesem gedachten Befehl atmen Sie tief und deutlich hörbar ein und aus (2- bis 3mal).

3

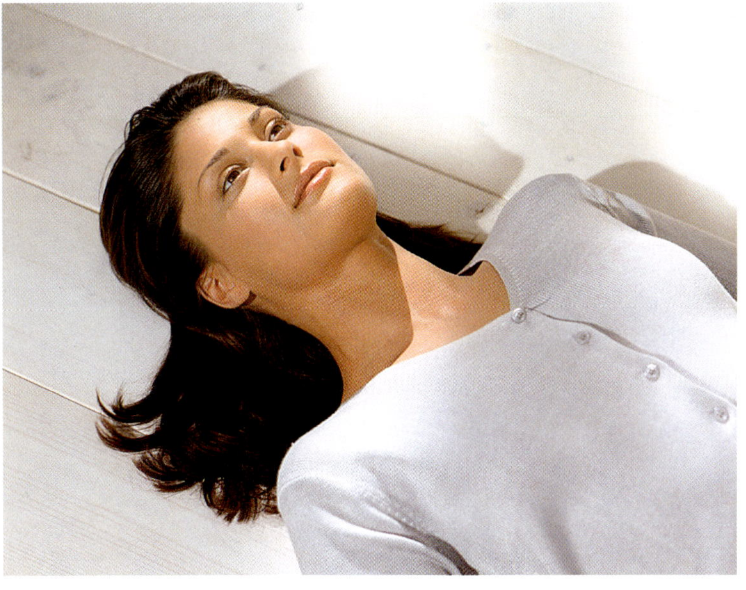

»Augen auf!«

Bei diesem letzten Befehl für die Rücknahme öffnen Sie die Augen und stellen damit den Kontakt zur Außenwelt wieder her.

Das A und O: richtig üben

Regelmäßig üben!

Vielleicht erinnern Sie sich: »Das Wichtigste am Autogenen Training ist, daß man es macht« – mit diesen Worten habe ich die Ausführungen dieses Buches begonnen, und ich möchte sie Ihnen hier nochmals ans Herz legen.

Jeder Mensch lernt anders

Fragen Sie sich jetzt aber bitte nicht, wie lange es dauern wird, bis Sie das Autogene Training wirklich können. Setzen Sie sich beim Üben nicht unter Erfolgsdruck – jeder Mensch lernt anders und in einem anderen Tempo.

WICHTIG

Beim Autogenen Training kommt es entscheidend auf die Regelmäßigkeit an, mit der Sie üben – wobei es gleichgültig ist, ob Sie die eine oder andere Übung schon nach wenigen Tagen oder erst nach einer Woche beherrschen.
Wichtig ist nur, daß Sie sich nicht entmutigen lassen, wenn sich der gewünschte Erfolg nicht so schnell einstellt, wie Sie es erwarten.
Eine Übersicht über die Übungsschritte finden Sie auf Seite 33.

Üben Sie bitte ohne Hast, aber regelmäßig und mit Vertrauen in die Methode und zu sich selbst.

Geduld ist das Allerwichtigste

Haben Sie Geduld, Sie wissen ja: Übung macht den Meister. Und: Ungeduld ist der Feind jeder Entspannung. Insofern ist Geduld, die Sie jetzt für sich selbst aufbringen, das Allerwichtigste.

Wie lange üben?

Voraussetzung für die Wirksamkeit der Übungen ist die Konzentrationsfähigkeit, die Sie aufbringen.
Da man als Anfänger nur sehr kurze Zeit wirklich fähig ist, sich ganz und gar auf einen Gedanken zu konzentrieren (und die von ihm ausgelösten Körperempfindungen nachzufühlen), hat sich folgende Regel bewährt:

Dreimal täglich zwei bis drei Minuten

▶ Am besten üben Sie dreimal täglich für die Dauer von zwei bis drei Minuten.
Länger ist nicht sinnvoll, weil danach Ihre Gedanken in aller Regel davonwandern.

Dabei kommt es natürlich nicht auf die Sekunde an. Sie sollten nur darauf achten, eine Übungsdauer von zwei Minuten nicht zu *unterschreiten*. Dabei wird Ihnen schon bald ein bestimmter Nebeneffekt des Autogenen Trainings zu Hilfe kommen: Ihre innere Uhr wird präziser arbeiten als bisher. Sie werden sehen, nach einer Weile sagt Ihnen dieses innere Signal zunehmend genauer, wann die Übungszeit vorüber ist.

Auf die innere Uhr hören

Wann üben?

Regelmäßigkeit hilft, sich an etwas Neues zu gewöhnen. Es hat sich immer wieder herausgestellt, daß es günstig ist, für die Übungen des Autogenen Trainings die natürlichen Einschnitte im Tagesablauf zu nutzen. Wahrscheinlich bieten sich auch bei Ihnen als »ideale Trainingszeiten« an:

Ideale Übungszeiten

- die Zeit nach dem Aufwachen,
- die Mittagspause,
- die Zeit vor dem Einschlafen.

Neue wissenschaftliche Untersuchungen haben übrigens gezeigt, daß für den Anfänger das Üben nach dem Mittagessen und vor dem Schlafengehen am besten ist.

Morgens zu beachten

Es gibt zwei Arten der Wach-Schlaf-Steuerung: Die einen Menschen erwachen schwer, die anderen leicht. Wir kennen sie als »Morgenmuffel« oder als »Frühaufsteher«.

Morgenmuffel oder Frühaufsteher?

- Frühaufsteher, also diejenigen unter uns, die morgens wach und aktiv sind, werden das morgendliche Üben des Autogenen Trainings im Bett als wohltuend empfinden: Sie sammeln ihre Kräfte, begrüßen ihren Körper und »klären den Kopf« für den kommenden Tag.

TIP!

Für alle, die morgens hetzen, kann es hilfreich sein, den Wecker fünf Minuten eher klingeln zu lassen. Diese fünf Minuten, die Sie so gewinnen, geben Ihnen den ganzen Tag über das Gefühl, daß das Autogene Training eigentlich gar keine zusätzliche Zeit beansprucht.

- Wer morgens schlecht aus den Federn kommt, muß versuchen, seine natürliche morgendliche Schläfrigkeit durch das Autogene Training nicht zu verstärken! Denn wer im Bett die Augen wieder schließt und sagt: »Ich bin ganz ruhig, rechter Arm ist schwer«, für den besteht natürlich die Gefahr, daß er wieder einschläft.

Das A und O: richtig üben

Tips für »Schwer-erwacher«

▶ Als Schwererwacher – es sind meist jüngere Menschen – sollten Sie sich an folgende Grundregel halten:
Die Übungen nicht im Bett machen, denn dann könnte es passieren, daß Sie während der Ruheübung wieder einschlafen. Sie sollten nach dem Aufwachen lieber erst aufstehen, duschen (wer's mag und aushält: kalt oder warm-kalt im Wechsel), frühstücken und danach erst die Übungen im Sitzen durchführen.

Mittags zu beachten

Ruhe finden – oft ein Problem

Obwohl man nicht länger als drei bis fünf Minuten braucht, um das vereinfachte Autogene Training einmal komplett durchzuführen, ist es gerade mittags schwierig, fünf Minuten völliger Ruhe zu finden. Das Telefon klingelt, Kollegen schauen herein; die Kinder kommen aus der Schule, oder man hat noch einzukaufen.
Ob Sie zu Hause sind oder am Arbeitsplatz – überall herrschen dann Aktivität und Unruhe. Diese Probleme muß jeder, seiner Arbeitssituation entsprechend, zu regeln versuchen. Meist hilft da nur, radikal egoistisch zu sein, und sich ganz bewußt einige Minuten für sich selbst zu »nehmen«.

Am Arbeitsplatz oder zu Hause: Freiraum schaffen

▶ Wenn Sie am Arbeitsplatz üben müssen, sollten Sie versuchen, das Telefon umzuleiten und allein im Raum zu sein (das kann auch die Toilette sein), damit Sie vier oder fünf Minuten wirklich ungestört sind und nicht von anderen Menschen beobachtet werden (später wird Ihnen das wahrscheinlich gar nichts mehr ausmachen).
▶ Wenn Sie zu Hause üben können, überprüfen Sie Ihren Tagesablauf um die Mittagszeit. Sicher finden Sie ein immer wiederkehrendes »Loch«, in dem das Autogene Training Platz hat. Seien Sie kreativ und beharrlich – es geht um Sie!

Abends zu beachten

Den Tag positiv ausklingen lassen

Wenn der Tag zu Ende ist und Sie zu Bett gehen, könnte die letzte Handlung vor dem Einschlafen das Autogene Training sein. Sie nehmen dann noch einmal Kontakt zu Ihrem Körper auf, beruhigen den Geist und lassen den Tag ebenso positiv ausklingen, wie Sie ihn begonnen haben.
Wenn Sie gern vor dem Einschlafen noch etwas lesen, führen Sie die Übung nach beendeter Lektüre durch.
▶ Schalten Sie das Licht aus, und legen Sie sich auf den Rücken. Wenn Sie dann durch

das Üben die richtige »Bettschwere« erreicht haben, können Sie sich – ohne Rücknahme! – gleich in Ihre gewohnte Schlafhaltung kuscheln.

Wo üben?

Am Anfang ist alles für Sie noch neu; deshalb ist es hilfreich, möglichst viele Außenreize auszuschalten, bevor Sie mit einer Übung beginnen. Erfahrungsgemäß ist unser Lieblingsplatz der Ort, an dem wir auch am besten zur Ruhe kommen.

Anfangs am Lieblingsplatz, später überall

▶ Ob Sie nun einen Ohrensessel, die gemütliche Couch, Ihre Meditationsecke oder einen einfachen alten Holzstuhl »lieben« – ziehen Sie sich dorthin zurück, und machen Sie es sich bequem.
Nach einiger Zeit des Übens werden Sie merken, daß Sie beim Autogenen Training unabhängig sind von äußeren Einflüssen. Sie können es dann jederzeit und überall ausüben.

Vielleicht wundern Sie sich, daß Sie um die Vorbereitung nicht mehr »Aufhebens« machen sollen. Aber je größeren Wert Sie zu Beginn auf Äußerlichkeiten legen, desto eher werden Sie fürs Üben diese gewohnten Bedingungen »brauchen«. Sie werden sich dann schwerer tun, das Autogene Training überall und jederzeit anzuwenden – so, wie es eigentlich gedacht ist.

Kein »Aufhebens« machen

▶ Ziehen Sie sich also nicht um, ziehen Sie die Vorhänge nicht zu – verhalten Sie sich im Gegenteil möglichst natürlich. Sie werden sehen, daß das Autogene Training rasch zu einem selbstverständlichen Teil Ihres Tagesablaufes wird.

WICHTIG

Wie schon gesagt: Jeder gesunde Mensch kann diese vereinfachte Form des Autogenen Trainings erlernen. Das Autogene Training ist eine Art Selbsthilfe gegen die kleinen Störungen des Alltags, gegen schlechte Angewohnheiten und zur Entwicklung von Selbstgefühl und Mut.

- Wenn Sie jedoch nicht ganz sicher sind, ob Sie wirklich gesund sind, sollten Sie sich vor dem Beginn des Übens gründlich untersuchen lassen. Ihr Arzt wird Sie beraten.
- Sprechen Sie bitte auch mit Ihrem Arzt, wenn Sie während des Übens plötzlich bemerken, daß Ihnen die eine oder andere Übung doch nicht so gut bekommt, wie Sie das erhofft haben. Sagen Sie Ihrem Arzt aber auch, daß es sich hier um eine vereinfachte Form des Autogenen Trainings handelt, bei dem die »Organübungen«, wie J.H. Schultz sie entwickelt hat, weggelassen wurden (Seite 14).

Die Übungshaltungen

Die richtige Haltung fördert die Entspannung

Da es beim Autogenen Training darauf ankommt, sich gut zu entspannen, ist es hilfreich, die körperliche Entspannung durch bestimmte Übungshaltungen zu fördern. Im folgenden stelle ich Ihnen vier Haltungen vor, die sich für das Autogene Training als besonders geeignet erwiesen haben, da sie es jedem ermöglichen, die körperlichen Entspannungsvorgänge intensiv wahrzunehmen.

Viermal dürfen Sie wählen

Im Liegen oder im Sitzen

Sie können die Übungen des Autogenen Trainings im Liegen oder im Sitzen durchführen. Während es für das Liegen nur eine optimale Haltung gibt, nämlich die Rückenlage (Foto Seite 29), haben Sie für das Sitzen die Wahl, ob Sie in der besonders entspannenden Droschkenkutscher-Haltung (Foto Seite 30), in aufrechter entspannter Haltung (Foto Seite 31) oder in der »Flegelhaltung« (Foto Seite 32) üben möchten.

Sie sollten alle Positionen kennen

Für jede Situation gewappnet

Es ist wichtig, daß Sie im Laufe der Zeit alle vier Positionen gut einüben, denn damit schaffen Sie die Voraussetzung, das Autogene Training zu allen Tageszeiten und in allen Situationen einsetzen zu können. Wenn Sie erst die Umschaltung, das Wichtigste am Autogenen Training, richtig gelernt haben, werden Sie merken, daß es keine Rolle mehr spielt, in welcher Haltung Sie Ihre Übungen durchführen.

Auf den folgenden Seiten finden Sie im laufenden Text ausführliche Hinweise zu jeder Haltung. Die farbigen Kästen bieten für die Praxis eine übersichtliche Kurzanleitung.

Die Liegehaltung

1 Legen Sie sich bequem auf den Rücken – unterstützen Sie Kopf und Knie eventuell mit flachen Kissen.
Entspannen Sie die Beine, so daß die Fußspitzen nach außen fallen.

2 Legen Sie die Arme locker neben den Körper – die Hände mit den Handinnenflächen auf die Unterlage.

3 Schließen Sie die Augen, und beginnen Sie mit der Übung.

Entspannt liegen

Flach auf dem Rücken

Sie liegen entspannt auf dem Rücken, und zwar flach, nicht auf einer Seite, damit eine gewisse Symmetrie gewahrt bleibt.
Die Beine sind ausgestreckt, die Fußspitzen fallen leicht nach außen (wenn seine Fußspitzen nach außen zeigen, ist ein auf dem Rücken liegender Mensch entspannt).
Die Arme liegen locker – also nicht in einer Habtachtstellung, sondern ganz gelöst – neben dem Körper, die Handinnenflächen zeigen zur Unterlage.
Der Kopf liegt entweder auf einem flachen Kopfkissen oder direkt auf der Unterlage, je nachdem, wie man es sonst gewöhnt ist. Wer ein Kopfkissen benutzt, sollte darauf achten, daß er seinen Hinterkopf nicht in das Kissen hineindrückt, da es anderenfalls zu Spannungen der Nackenmuskulatur kommen kann.
Bei Rückenproblemen legen Sie besser je ein Kissen unter Kopf und Knie.
Der Blick ist zunächst geradeaus zur Decke gerichtet, mit Übungsbeginn werden dann die Augen geschlossen.

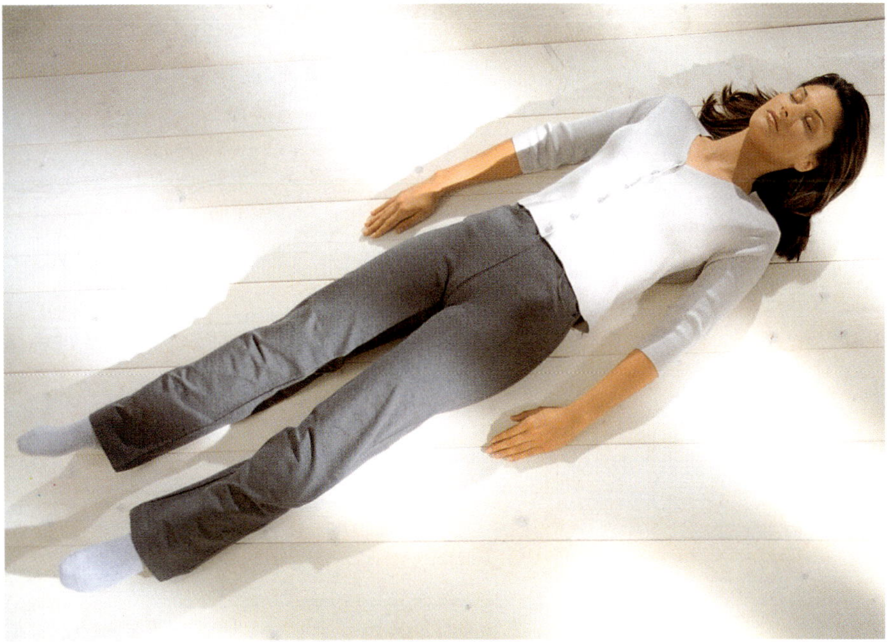

Die Rückenlage – direkt auf dem Boden nur, wenn er warm ist, ansonsten auf einer Unterlage oder auf dem Bett. Kissen unter Kopf und Knie können das Liegen noch angenehmer machen.

Das A und O: richtig üben

Lässig wie die Droschkenkutscher

Ganz gelöstes Sitzen

Die Droschkenkutscher-Haltung ist besonders unkompliziert. Ein einfacher Hocker ohne Lehne reicht aus.
J.H. Schultz hat diese Körperhaltung den Droschkenkutschern abgeschaut, die auf dem Kutschbock (der ja auch keine Lehne hat) ein Nickerchen machten, während sie auf Kunden warteten.
Wenn Sie es richtig machen, werden Sie feststellen, daß Sie in dieser Haltung ganz gelöst sitzen, ohne einen Muskel anzuspannen.

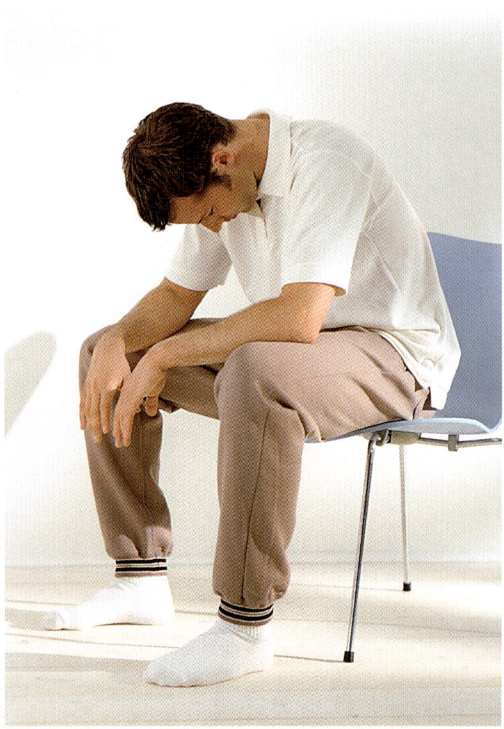

Die Droschkenkutscher-Haltung

1 Rutschen Sie auf den vorderen Teil der Sitzfläche, setzen Sie die Füße mit der ganzen Sohle fest auf den Boden auf – die Unterschenkel senkrecht. Lassen Sie die Beine leicht auseinander fallen.

2 Legen Sie die Arme entspannt auf die Oberschenkel, so daß die Hände nach innen herunterhängen, ohne einander zu berühren.

3 Halten Sie sich zunächst gerade, lassen Sie dann den Oberkörper langsam nach vorn sinken. Der Kopf hängt vornüber, die Nackenmuskulatur ist möglichst entspannt.
Schließen Sie die Augen.

Natürlich müssen Sie sich nun keinen Hocker besorgen!
Sie können die »Droschkenkutscher-Haltung« auf jeder anderen Sitzgelegenheit einnehmen. Da Sie auf der Sitzfläche ganz nach vorn rutschen, sind auch Armlehnen nicht störend.
Die Sitzfläche sollte nur nicht zu niedrig oder zu weich sein, damit Sie nicht zu tief sitzen und Ober- und Unterschenkel ungefähr einen rechten Winkel bilden können.

Die Droschkenkutscherhaltung können Sie auf jedem Stuhl, selbst auf einem einfachen Hocker, einnehmen.

Jederzeit entspannt im Sitzen

Neben der Droschkenkutscher-Haltung (Seite 30) gibt es weitere Möglichkeiten, das Autogene Training im Sitzen auszuüben. Suchen Sie sich die Haltung aus, die Ihnen am angenehmsten ist.

Passend zur Situation

Es kommt sicher auf die Situation an, in der Sie es ausüben. Vielleicht wollen Sie, wenn Sie es sicher beherrschen, sich schnell mal zwischendurch mit Hilfe des Autogenen Trainings »erfrischen« – ohne deshalb gleich auffällig eine besondere Haltung einzunehmen: etwa während eines anstrengenden Arbeitstages, vor einem wichtigen Termin, nach vielleicht etwas mühevollen Stunden, in denen Sie mit Ihrem Kind Hausaufgaben gemacht haben. Zum Üben in der aufrechten Sitzhaltung eignet sich jede Sitzgelegenheit, die einigermaßen bequem ist, wie ein Bürostuhl mit Armlehne, auf dem Sie wirklich gut entspannt und gelöst sitzen können. Auch zur Entspannung im Zug oder Flugzeug ist die Haltung ideal.

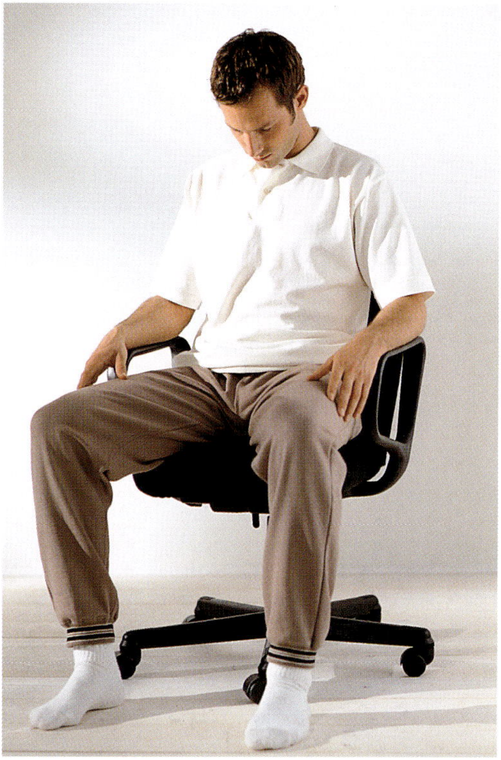

Für die aufrechte Sitzhaltung sollte der Stuhl einigermaßen komfortabel sein.

Die aufrechte Sitzhaltung

1. Rutschen Sie mit dem Gesäß auf der Sitzfläche nach hinten.
2. Richten Sie sich hoch auf, lehnen Sie dann den Rücken bequem an.
3. Strecken Sie die Beine so weit nach vorn, daß Sie sich entspannt fühlen, aber noch guten Bodenkontakt mit den ganzen Fußsohlen haben.
4. Entscheiden Sie, ob Ihre Arme entspannter auf den Stuhllehnen oder auf den Oberschenkeln ruhen.
5. Lassen Sie den Kopf locker und leicht an die Rückenlehne sinken, falls sie hoch genug ist; lassen Sie ihn sonst leicht nach vorn sinken.

Schließen Sie die Augen.

Das A und O: richtig üben

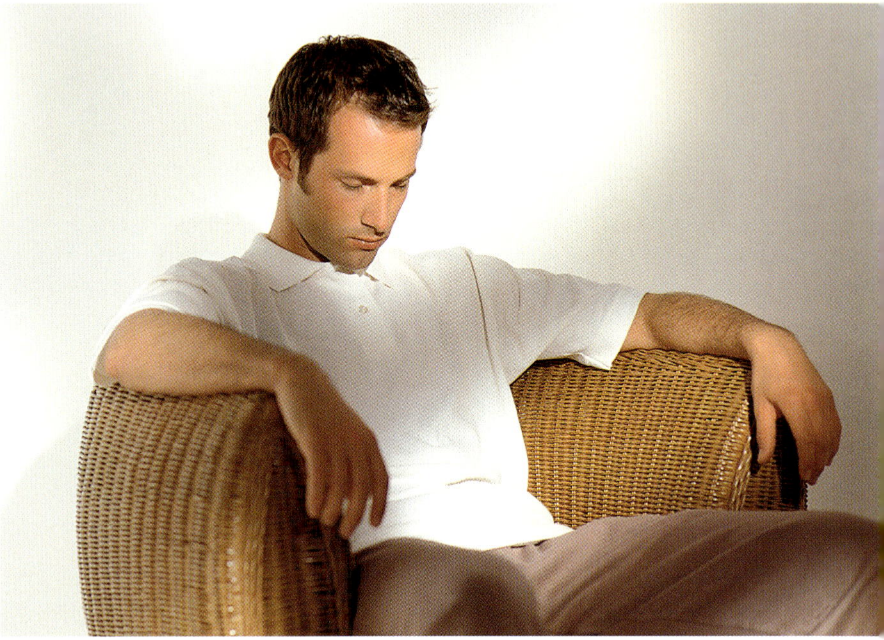

Das richtige für einen bequemen Sessel: die Flegelhaltung.

Ganz bequem im Sessel

Nach einiger Zeit des Übens sind Sie beim Autogenen Training unabhängig von äußeren Einflüssen und können es überall und jederzeit durchführen.
Je unkomplizierter Sie diese Methode »angehen«, desto selbstverständlicher gehört sie in Ihren Alltag.
Selbst in einer Haltung, die eher als »salopp« zu bezeichnen ist, können Sie üben. Falls Sie keinen Stuhl in der Nähe haben: Sie können in jedem beliebigen Sessel in der »Flegelhaltung« entspannen.

Die Flegelhaltung

1 Setzen Sie sich bequem zurecht, und lehnen Sie Ihren Rücken an.

2 Legen Sie Arme und Hände bequem auf die Armlehnen.

3 Der Kopf liegt entspannt an der Rückenlehne, falls sie hoch genug ist; lassen Sie ihn sonst leicht nach vorn sinken.
Schließen Sie die Augen.

Der Grundkurs im Überblick

Er ist in vier Übungsschritte gegliedert, mit denen Sie die Grundstufe des Autogenen Trainings leicht und schnell lernen werden – vorausgesetzt, Sie üben regelmäßig.

Wann:	Nach dem Aufwachen – in der Mittagspause – vor dem Einschlafen
Wo:	Anfangs an Ihrem Lieblingsplatz, später überall
Wie lange:	Dreimal täglich zwei bis drei Minuten
Haltungen:	In Rückenlage oder im Sitzen (Droschkenkutscherhaltung, aufrechte Sitzhaltung, Flegelhaltung)

Schritt für Schritt lernen …

Übungen	Formeln
1. Rücknahme	Arme fest! – Tief ein- und ausatmen! – Augen auf!
2. Ruhe-Übung	Ich bin ganz ruhig
Schwere-Übung	Mein rechter (linker) Arm ist schwer
Generalisation	1. Ich bin ganz ruhig – beide Arme schwer *oder* Ich bin ganz ruhig – rechte (linke) Seite schwer 2. Ich bin ganz ruhig – Arme und Beine schwer
Kurzformel	Ruhe – Schwere
3. Wärme-Übung	Ruhe – Schwere – rechter Arm warm *oder* Ruhe – Schwere – linker Arm warm
Generalisation	1. Ruhe – Schwere – beide Arme warm *oder* Ruhe – Schwere – rechte (linke) Seite warm 2. Ruhe – Schwere – Arme und Beine warm
Kurzformel	Ruhe – Schwere – Wärme
4. Atem-Übung	Es atmet mich *oder* Es atmet in mir
Generalisation	Ruhe – Schwere – Wärme – Es atmet mich *oder* Es atmet in mir

… bis die Formel vollständig ist

Üben Sie jeden Schritt so lange, bis Sie ihn wirklich beherrschen.

Die Ruhe- und Schwere-Übung

Wenn Sie sich nach dem Pendelversuch (Seite 18) die Wirksamkeit des Autogenen Trainings vorstellen können und die Rücknahme beherrschen (Seite 21), sind Sie gut vorbereitet, um jetzt die Übungen des Autogenen Trainings in seiner vereinfachten Form kennenzulernen:

- die Ruhe- und Schwere-Übung
- die Wärme-Übung
- die Atem-Übung.

TIP!
Zu jeder Übung – die ersten beiden werden Sie gleich gemeinsam lernen – gibt es spezielle Hilfestellungen:
Ich beschreibe Ihnen, wie Sie die einzelnen Übungen wahrscheinlich erleben werden, was Sie dabei empfinden, was während der Übung im Körper geschieht und was Sie tun müssen, wenn Ihnen die Übungen nicht so recht gelingen wollen, wenn es also Schwierigkeiten gibt.
Falls keine Unregelmäßigkeiten beim Üben auftreten, können Sie diese Textpassagen übergehen und mit der jeweils nächsten Übung weitermachen.

Die Ruhe-Konzentration

Einstimmung auf das Autogene Training

Die Ruhe-Übung ist zunächst vor allem eine atmosphärische Einstimmung auf das Autogene Training. Sie schaffen damit in sich einen Zustand, der sich von der äußeren aktiven, teilweise hektischen Situation des alltäglichen Lebens deutlich unterscheidet.
Sie teilen Ihrem Körper mit, daß Sie jetzt Ruhe und Konzentration brauchen, und schaffen damit die innere Situation der Entspannung und der Sammlung als Vorbereitung auf die unmittelbar anschließende Schwere-Konzentration.

Vorbereitung

Die Übungshaltung einnehmen

▶ Machen Sie es sich an Ihrem Ruheplatz bequem (Seite 27). Nehmen Sie jene Übungshaltung (Seite 28) ein, die Ihnen am meisten zusagt (oder die Ihnen im Moment möglich ist). Sind Sie bereit? Dann lesen Sie bitte die Beschreibung der Übung einschließlich der

Zur Ruhe kommen, sich innerlich entspannen und sammeln – das ist die Aufgabe der einleitenden Ruhe-Übung.

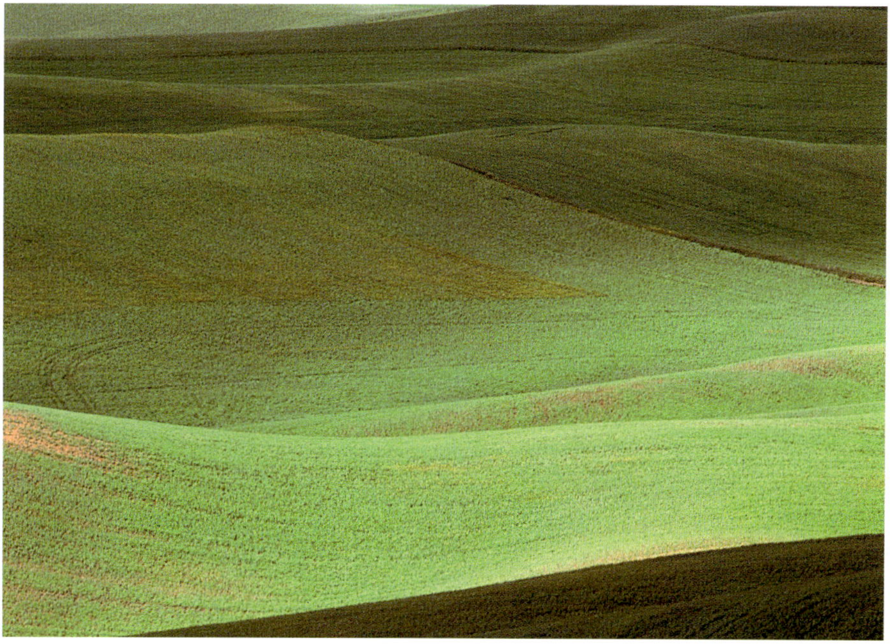

Schwere-Formel auf der nächsten Seite (noch einmal) durch. Übernehmen Sie die Formeln bitte wörtlich! Den Zustand, den man erreichen will, muß man sich als gegenwärtig vorstellen, und deshalb muß Ihre Formel lauten: »Ich bin ganz ruhig«. Denken Sie daran, daß abweichende Formulierungen Sie nicht zum gewünschten Ziel bringen würden.

Die Formeln wörtlich übernehmen!

Sollten Sie sich statt dessen auf den Satz konzentrieren: »Ich werde ganz ruhig«, ist diese Botschaft auf die Zukunft bezogen, und vielleicht reagieren Sie dann erst am nächsten Tag!

Die Ruhe-Formel

▶ Wenn Sie die Augen geschlossen haben, konzentrieren Sie sich zuerst auf die Formel:

Ich bin ganz ruhig

... in Kombination mit der Schwere-Formel

Führen Sie die Übung mit der anschließenden Schwere-Übung weiter, und beenden Sie sie, wie auf Seite 21 angegeben, mit der Rücknahme.

»Ruhe« und »Schwere« zusammen üben!

Die Schwere-Konzentration

Anfangs stellt sich oft noch keine Ruhe ein

Auch wenn sich nicht sofort innere Ruhe einstellt (nach etwa einer Minute), sollten Sie nach der Ruhe-Konzentration in jedem Fall die Schwere-Konzentration durchführen. Gerade am Anfang werden Sie die eintretende Ruhe nicht deutlich spüren; es kann sein, daß Sie Ruhe überhaupt nicht wahrnehmen. Wenn das so ist, zweifeln Sie nicht an der Wirksamkeit des Autogenen Trainings: Die Übungen und die dadurch ausgelösten Veränderungen sind Ihnen noch ungewohnt. Geist und Körper sind noch nicht aufeinander »eingeschworen« – möglicherweise blockieren Sie sich durch eine gewisse Skepsis selbst in der Hingabe an Ihr Erleben (»Ob das wohl funktioniert?«).

Beginnen Sie mit dem »richtigen« Arm

■ Wenn Sie Ihre Körperwahrnehmung auf eine bestimmte Stelle lenken, nehmen Sie dort die Veränderungen am deutlichsten wahr.
Da die Arme den meisten von uns »liebe und vertraute« Körperteile sind, sollten sich Linkshänder auf den linken, Rechtshänder auf den rechten Arm konzentrieren.

Die Schwere-Formel

▶ Im Anschluß an die Ruhe-Formel konzentrieren Sie nun:

Mein rechter (linker) Arm ist schwer

Die Rücknahme

Abschluß der Ruhe- und Schwere-Übung

▶ Nach zwei oder drei Minuten fühlen Sie sich ruhig, Ihr Arm ist schwer. Geben Sie sich nun die Befehle zur Rücknahme:

Arme fest

Fäuste ballen, Arme mehrmals mit Schwung an den Körper heranziehen.

Tief ein- und ausatmen

Bewußt tief ein- und wieder ausatmen – mehrmals.

Augen auf

Augen weit öffnen, wieder Kontakt mit der Umwelt aufnehmen.

Was dabei im Körper geschieht

Normale Begleiterscheinungen

Als Vorboten und normale Begleiterscheinungen des beginnenden Schwere-Erlebnisses stellen sich folgende Phänomene ein:
Ein leichtes Kribbeln taucht in den Fingern des rechten (oder linken) Armes auf. Im Unterarm, im Ellenbogen oder in der Schulter spüren Sie ein leichtes Ziehen, und Sie haben das Gefühl, daß Ihre Hand und Ihr Unterarm an Volumen zunehmen, daß sie »wachsen«, »größer werden«.
Es kann auch sein, daß Sie ein »Ameisenlaufen« spüren, bei einigen Menschen stellt sich schon jetzt das Wärmegefühl ein (Seite 48).

Das Nervensystem schaltet auf »Ruhe«

Der parasympathische Anteil überwiegt

Diese körperlichen Reaktionen erklären sich aus dem, was beim Autogenen Training im Körper geschieht (Seite 9).
Weil es Einfluß auf unwillkürlich ablaufende Vorgänge im vegetativen Nervensystem nimmt, kommt es allmählich dazu, daß der parasympathische Anteil überwiegt – mit allen daraus ableitbaren körperlichen Folgezuständen: Pupillenverengung, Blutdrucksenkung, Atmungsverlangsamung, Speichelfluß sowie Senkung des Spannungszustandes im Skelettmuskelsystem.
Weiterhin konnten nachgewiesen werden: Absinken der »Kerntemperatur« (Seite 52), Anstieg der Hauttemperatur und Verringerung des Atem-Minuten-Volumens.

Sichere Anzeichen für den richtigen Weg

Entspannungsreaktionen des Körpers

Wenn Ihnen während des Übens der Speichel vermehrt im Mund zusammenfließt und Sie deshalb öfter schlucken müssen, oder wenn die Augenlider vibrieren und der Darm kollert und bollert, so dürfen Sie mit Sicherheit annehmen, daß Sie auf dem richtigen Weg sind – auch wenn Sie bislang weder ein Gefühl der Ruhe gespürt haben, noch Ihnen der Arm spürbar schwer geworden ist.

Was Sie beim Üben erleben können

Die geistig-seelische Entspannung

Je öfter Sie üben und je mehr Vertrauen Sie zu Ihrer Fähigkeit entwickeln, die Übungen für sich optimal auszuführen und deren Effekt voll zu nutzen, desto deutlicher können Sie folgendes wahrnehmen:

Erste Erfolge

Es entsteht eine angenehme Müdigkeit, eine leichte Schläfrigkeit. Es wird Ihnen immer leichter fallen, Außenreize abzublenden, und die Konzentration auf die Formeln gelingt immer besser.

Sie finden »Ihren« Rhythmus

Nach ein paar Tagen werden Sie gewisse Veränderungen bei sich feststellen – dies gilt natürlich nur, wenn Sie regelmäßig, also dreimal täglich, geübt haben.

Das innere Vorsprechen ändert sich

So wird sich beispielsweise das innere Vorsprechen verändert haben, Sie werden jetzt die Formeln sehr viel ruhiger, langsamer und monotoner konzentrieren, das heißt, Sie werden Ihren Eigenrhythmus gefunden haben.

Gerade die Monotonie ist eine wichtige Voraussetzung, um zu körperlich-seelischen Umschaltungsphänomenen zu gelangen.

Monotonie und Rhythmus

Wer schon einmal archaische Ekstasetechniken, vielleicht im Fernsehen, verfolgen konnte, der weiß, zu welchen intensiven Bewußtseinsveränderungen Monotonie und Rhythmisierung führen können.

Ähnliches ist auch von musikalischen Monotonien bekannt, beispielsweise von den Kulttänzen der afrikanischen Eingeborenen.

Der überwache Bewußtseinskern

Ein weiterer psychologischer Faktor, der sich bei regelmäßigem Üben nun bei Ihnen einstellt, wird als »Einengung des Bewußtseinsfeldes« oder auch »innere Sammlung« bezeichnet.

Veränderung des Denkens

Durch die Konzentration der Gedanken auf den Arm kommt es bald zu eindeutig wahrnehmbaren Veränderungen des Denkens, wie es auch von verschiedenen Meditationspraktiken bekannt ist.

Diesen Vorgang möchte ich Ihnen mit Hilfe eines Beispiels verdeutlichen, das, wie ich meine, recht anschaulich ist.

Einengung des Bewußtseinsfeldes

Stellen Sie sich eine hell erleuchtete Bühne vor, auf der Sie verschiedene Requisiten wie Möbel, Teppiche, Bilder, Wände gleichmäßig verteilt sehen. Allmählich wird die Bühne nun immer mehr abgedunkelt, mit Ausnahme eines einzigen hellen Punktscheinwerfers, der einen Gegenstand in der Mitte der Bühne erhellt.
Zum Schluß sind alle an den Seiten und im Hintergrund der Bühne befindlichen Requisiten völlig im Dunkeln verschwunden. Sie sehen nur noch den in der Mitte angestrahlten Gegenstand.

Abschaltung äußerer Reize

Ähnliches geschieht beim Autogenen Training durch die allmähliche Abschaltung und Abblendung äußerer Reize, während sich das Bewußtsein gleichzeitig auf einen einzigen Ausschnitt konzentriert, der – wie im Beispiel – nun wie vom Scheinwerferlicht hell beleuchtet erscheint. Man spricht deshalb von einem »überwachen Bewußtseinskern«.
Beim gegenwärtigen Stand der Übungen ist dieser überwache Bewußtseinskern das Schwere-Erlebnis der Muskelentspannung im rechten beziehungsweise linken Arm.

Hilfe bei möglichen Schwierigkeiten

Wenn sich die Schwere nicht eingestellt

Die folgenden beiden Abschnitte sind nur für jene Leser gedacht, bei denen sich die Schwere im rechten oder im linken Arm trotz regelmäßigen intensiven Übens nicht eingestellt hat.
Im Anschluß ab Seite 41 finden Sie Tips, falls Sie andere Probleme beim Üben hatten.

Die richtige Atmung hilft

Eine gewisse Hilfe könnte für Sie das richtige Atmen sein (Seite 58).
Einatmen ist ja ein aktiver Vorgang, Ausatmen geschieht eher passiv. Diesen Vorgang sollten Sie ausnutzen, denn soviel ist klar: Eine Formel, die auf Entspannung zielt, wird sicher besser angenommen, wenn sie in der Entspannungs-, also der Ausatmungsphase aufgenommen wird.

Atemübung

Mit Hilfe der nachfolgenden Anleitung können Sie üben, sich auf die Ruhe- und Schwere-Formel im natürlichen Rhythmus Ihres Atems zu konzentrieren:

Die Ruhe- und Schwere-Übung

Die Formel in das Auf und Ab des Atems einbetten

1 Legen Sie sich entspannt hin, schließen Sie die Augen, und atmen Sie ein paarmal ruhig und tief ein und aus, bis Sie das Ausströmen des Atems besonders angenehm und entspannt erleben. Sie sollten sozusagen »eins werden mit der Atmung«.

2 Wenn Ihnen das gelungen ist, versuchen Sie, Ihre Ruhe-Formel in das Auf und Ab der Atmung hineinzulegen. Und zwar so, daß Sie sich während des Einatmens auf den ersten Teil – »ich bin ...« – und während des Ausatmens auf den zweiten Teil – »... ganz ruhig!« – konzentrieren.

3 Das gleiche gilt für die Schwere-Übung, die Sie ebenfalls mit dem Atem konzentrieren – beim Einatmen: »Mein rechter Arm ...«; beim Ausatmen: »... ist schwer!«

Die Einstellung überdenken

Skepsis ist hinderlich

Eines der am häufigsten auftretenden Hindernisse, die »Schwere« zu erleben, liegt in der skeptisch kritischen Haltung des Übenden begründet. Sie wird häufig formuliert in der Frage: »Ist das nicht alles nur Einbildung?«
Abgesehen von der theoretischen Widerlegung dieser Auffassung, muß in diesem Zusammenhang an den bereits beschriebenen Pendelversuch erinnert werden (Seite 18).

Den Pendelversuch wiederholen

▶ Sie sollten diesen Versuch noch einmal genau nach den Anweisungen durchführen. Sofern er gelingt, dürfte die Frage beantwortet sein.
Gelingt der Pendelversuch nicht, so wäre zu klären, worauf Sie sich wirklich konzentriert haben. Dabei werden häufig fehlerhafte Einstellungen sichtbar. So zum Beispiel die Konzentration: »Das Pendel *soll* sich bewegen«, oder Sie denken: »Das Pendel *wird sich gleich* bewegen«. Analog hierzu könnte ein Fehler in der Schwere-Konzentration darin bestehen, daß Sie sagen: »Der Arm *wird* schwer« oder »Der Arm *soll* schwer werden«.

Die Formulierung überprüfen

■ Richtig dagegen ist es, sich darauf zu konzentrieren: »Der Arm *ist* schwer« beziehungsweise »Das Pendel bewegt sich«. Damit wird der Erfolg der Konzentration bereits vorweggenommen, was sich als unabdingbare Voraussetzung erwiesen hat.

Ein anderer Versuch, der augenfällig die »Kraft der Gedanken« nachweist, ist der folgende »Fallversuch«:

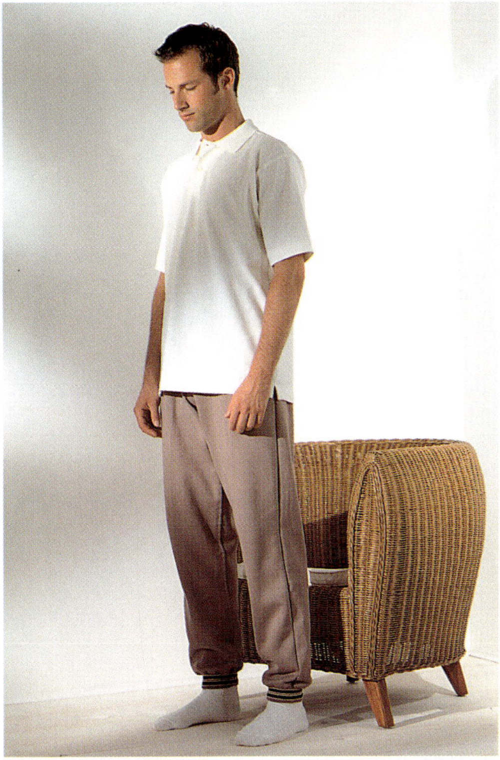

Fallversuch: Auch wenn Sie sich nicht setzen wollen – der Gedanke ans Fallen wird Sie im wahrsten Sinne des Wortes ins Schwanken bringen.

▶ Sie stellen sich so vor einen Lehnstuhl, als ob Sie sich setzen wollten, bleiben jedoch stehen, ohne ihn zu berühren, schließen die Augen und denken:

Ich falle nach hinten.

Erneut werden Sie feststellen können, wie dieser Gedanke im Körper, das heißt in der Muskulatur, wirksam wird. Es kommt zu einem leichten Schwanken nach hinten, das meist durch eine Gegenbewegung, ein Schwanken nach vorn, wieder ausgeglichen wird. In seltenen Fällen gerät die Schwankung nach hinten so deutlich, daß sich die Versuchsperson spontan in den Sessel setzt.

Beweis für das zugrundeliegende Prinzip

■ Pendel- und Fallversuch sind beide gleichermaßen geeignet, das dem Autogenen Training zugrundeliegende wichtigste Prinzip deutlich zu machen – die Möglichkeit, durch Gedanken unwillkürliche und zunächst unbemerkte körperliche Reaktionen in Gang zu setzen.

»Ich habe nach der Übung Muskelkater«

Ursache: Anstrengung oder falsches Sitzen

Nicht zu »aktiv« üben

Wenn Sie nach der Ruhe-Schwere-Übung Muskelkater bekommen (obwohl Sie doch das Gegenteil erreichen wollten), kann das daran liegen, daß Sie zu aktiv (!) darum bemüht waren, den Arm schwer werden zu lassen. Bei diesem Versuch haben Sie so viel Spannung verursacht wie bei jeder anderen schweren Anstrengung auch: Davon haben Sie jetzt Muskelkater.

▶ Sie müssen also bei der Schwere-Übung darauf achten, Ihren Arm nicht bewußt schwer

Die Ruhe- und Schwere-Übung

zu machen! Das geschieht von allein, wenn Sie sich vorstellen, daß er immer schwerer wird.

Die Haltung überprüfen

▶ Unter Umständen ist Ihre Verspannung auf Ihre Haltung zurückzuführen. Wenn Sie falsch sitzen, verkrampfen sich die Muskeln ebenfalls – dann brauchen Sie bei weiterem Üben nur Ihre Haltung (Seite 28 bis 32) zu korrigieren.

»Nach der Übung war mein Nacken verspannt«

Ursache: Falsche Kopfhaltung

Verspannungen im Nacken können daher kommen, daß man beim Üben den Kopf zu weit hinuntersinken läßt. Manch einer hat aber auch einen eher kurzen Hals, und der ist dann besonders schnell verspannt.

Die Sitz- und damit die Kopfhaltung ändern

▶ Sie können dieses Problem lösen, indem Sie beim bequemen Sitzen (Seite 31/32) mit dem Gesäß auf dem Stuhl etwas weiter nach vorn rutschen, so daß der Kopf nicht so leicht nach vorn fällt.
Wird das Spannungsgefühl dadurch nicht verringert oder aufgehoben, dann halten Sie den Kopf senkrecht. (Das ist ja die Form, in der die meisten asiatischen Versenkungsmethoden durchgeführt werden.)

»Mir ist während der Übung schwindlig geworden«

Ursache: Zu lange Versenkung

Nach der Übung die Beine hochlagern

Das bei den Übungen des Autogenen Trainings sehr selten auftretende Schwindelgefühl können Sie abfangen, indem Sie sich nach der Übung kurz hinlegen und die Beine hochlagern (zum Beispiel auf ein dickes Kissen, auf einen Polsterhocker oder auf die Armlehnen des Sofas).
Denn wenn Sie Ihren Organismus ruhigstellen, also das unwillkürliche Nervensystem (Seite 9) von Aktivität auf Passivität umstellen, kann das natürlich auch Nebenwirkungen geben. Vielleicht, weil Ihr Nervensystem besonders sensibel reagiert oder Sie sich besonders gut konzentrieren können.

Nicht zu lange üben

Wird die Übung zu sehr ausgedehnt, überwiegen die Nebenwirkungen. Also achten Sie bitte genau auf die Zeit.
Wenn jemandem schwindlig wird, liegt das meistens daran, daß er länger als die empfohlenen zwei Minuten in der Übung konzentriert war.

Denken Sie also beim nächsten Mal bitte daran: »Keine Übung länger als zwei Minuten!«

»Ich bin während der Übung eingeschlafen«

Ursache: Zu tiefe Versenkung

Nicht negativ beurteilen

Wenn das passiert, ist das keineswegs negativ zu beurteilen. Ich habe Ihnen ja schon erklärt, daß der Zustand während des Autogenen Trainings mit einer gewissen Müdigkeit und Schläfrigkeit gekoppelt ist, die bei der abendlichen Übung sogar zwanglos in den Schlaf übergehen.

Ein Vorsatz hilft

Sollte das Einschlafen jedoch als störend empfunden werden, wenn es beispielsweise gleich zu Beginn der Übung erfolgt, so schafft in der Regel der vor der Übung gefaßte Vorsatz: »Ich führe meine Übung konsequent bis zum Ende durch« leicht Abhilfe.

»Im Arm ist ein unangenehmes Schweregefühl zurückgeblieben«

Ursache: Falsche Rücknahme

Wenn bei Ihnen nach der Schwere-Übung ein unangenehmes Schweregefühl im Arm zurückgeblieben ist, kann es sein, daß Sie die Übung nicht richtig zurückgenommen haben.
Bitte überlegen Sie einmal: Haben Sie die Rücknahme in der richtigen Reihenfolge der Schritte gemacht?

Rücknahme in der richtigen Reihenfolge

»Arme fest!«
»Tief ein- und ausatmen!«
»Augen auf!«

Viele Menschen machen den Fehler, bei der Rücknahme als allererstes die Augen zu öffnen. Das ist bei vielen wie ein Reflex. Wenn Sie dazu neigen, müssen Sie diesen Reflex bewußt unterdrücken.

Lesen Sie das Kapitel über die Rücknahme (Seite 21) noch einmal genau durch. Wenn Sie die Rücknahme in der richtigen Reihenfolge durchführen, ist das Schweregefühl bestimmt verschwunden.

Die Ruhe- und Schwere-Übung

»Mein Arm wurde schwer und warm zugleich«

Ursache: Übungen wurden in Gedanken vermischt

Das vorzeitige Auftreten eines Wärmegefühls im Übungsarm ist eine Begleiterscheinung, die durchaus auftritt und physiologisch zu erklären ist.

Wärme vorerst nicht beachten

Dennoch ist es zu diesem Zeitpunkt besser, die Wärme nicht weiter zu beachten und sich ganz speziell auf die Schwere zu konzentrieren. Das Erlernen des Autogenen Trainings wird gerade in der Anfangsphase durch eine derartige, in kleine Schritte gegliederte Vorgehensweise erleichtert.

»Ich spüre die Schwere im ganzen Körper«

Ursache: Überstürzte Generalisation

Das Schweregefühl hat sich bereits jetzt über den ganzen Körper ausgebreitet.

Oft bei sportlich Trainierten

Dieses als überstürzte Generalisation zu bezeichnende Phänomen tritt vor allem bei sportlich durchtrainierten Menschen auf.

Übung langsam aufbauen

Hier ist zu raten, die Übung langsam und Schritt für Schritt aufzubauen – so wird das (meditative) Denken durch die Übung besser geschult. Andererseits sollten gerade sehr gewissenhafte Menschen in der Übung weiter fortfahren, auch wenn sie noch nicht das Gefühl einer bereits hundertprozentigen Schwere-Realisation im Arm haben.

»Ich kann mich nicht konzentrieren«

Ursache: Es wurde zu selten und zu lange geübt

Diese Klage höre ich besonders häufig, und ich denke, daß ihr der häufigste Fehler zugrundeliegt, den man beim Autogenen Training machen kann: Man übt zu selten und versucht dann, dieses Versäumnis durch längeres Üben auszugleichen. Länger als zwei Minuten aber kann und soll man sich nicht so intensiv konzentrieren, sonst wandern die Gedanken einfach ab (Seite 24).

Nicht länger, sondern regelmäßiger üben!

Seien Sie also bitte ein bißchen konsequenter. Üben Sie dreimal täglich und das dann aber wirklich nur für jeweils zwei Minuten. Bleiben Sie dabei, auch wenn sich der ge-

Sich solch einen Südseestrand vorzustellen, kann wunderbar entspannend sein. Autogenes Training jedoch funktioniert ohne bildhafte Vorstellungen.

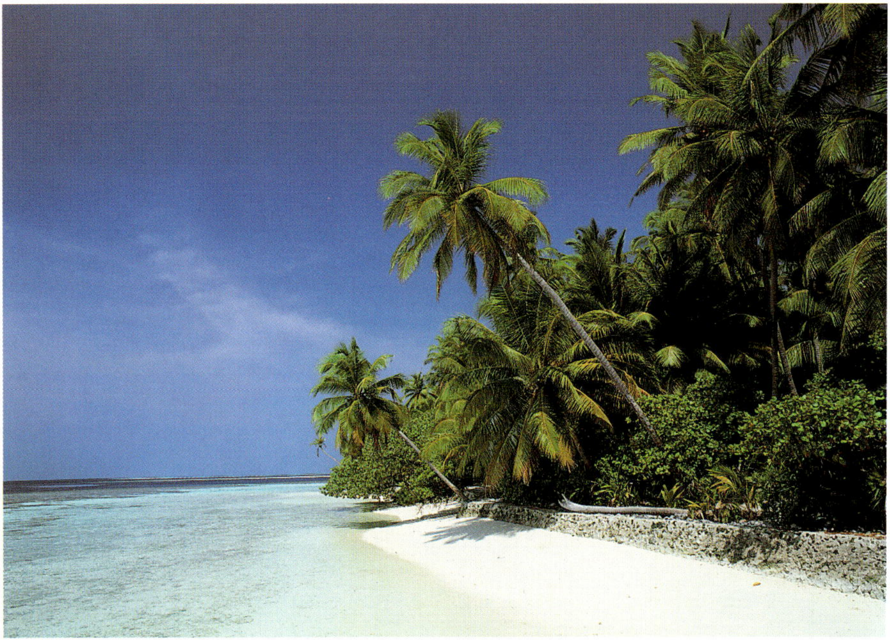

wünschte Effekt nicht so rasch einstellt, wie Sie gehofft hatten!

»Ich denke immer an etwas anderes!«

Ursache: Es sind bildhafte Vorstellungen entstanden

Nicht richtig ist es, wenn sich Anfänger während der Übung zum Beispiel einen entspannenden Ort vorstellen, etwa eine grüne Wiese oder einen Südseestrand in allen Einzelheiten. Zwar ist auch hierdurch ein angenehmer Zustand von Entspannung zu erzielen.

Letztlich läuft diese Vorgehensweise jedoch der Absicht des Autogenen Trainings zuwider: Hier geht es darum, die Fähigkeit zu einer schnellen körperlichen und seelischen Umschaltung zu entwickeln.

Pure Konzentration auf Formel und Körper

▶ Versuchen Sie bitte, sich ausschließlich auf »Ruhe« oder »Schwere« zu konzentrieren und auf das, was dabei in Ihrem Körper geschieht.
Bei regelmäßigem Üben wird Ihnen dies immer besser gelingen. Sie werden dann bildliche Vorstellungen nicht mehr brauchen.

Der Weg zur Generalisation

Die Ausbreitung der Schwere im ganzen Körper

Wer beim Üben ein Schwere-Erlebnis in einem Arm gespürt hat, bei dem kommt es allmählich zu einer Ausbreitung dieses Erlebnisses im Körper. Die Ausbreitung des Schwere-Erlebnisses auf andere Körperteile nennen wir Generalisation.
Die Generalisation beruht auf dem zweiten psychobiologischen Grundgesetz (Seite 19):

■ Jede Teilentspannung hat die Tendenz, sich auf alle Teile auszudehnen.

Sind Sie ein »Quer-« oder ein »Längstyp«?

Von Seite zu Seite oder von oben nach unten

Bei dieser Ausdehnung unterscheiden wir zwei Typen: den »Quertyp« und den etwas selteneren »Längstyp«.
Beim »Quertyp« erfaßt das Schwere-Erlebnis zunächst den anderen Arm – beim Rechtshänder also den linken und beim Linkshänder den rechten Arm. Beim Längstyp breitet es sich vom Arm ausgehend über die jeweilige Körperseite aus. Danach erst erreicht es die andere Seite, bis es schließlich auf den ganzen Körper übergreift.

WICHTIG

- Ich möchte hier noch einmal daran erinnern, daß alle Formeln langsam und monoton innerlich vorgesprochen werden sollen.
- Üben Sie nicht länger als ungefähr zwei Minuten, ganz gleich, ob Sie mit dem Ergebnis zufrieden sind oder nicht.
- Der Rücknahmevorgang bleibt auch bei sich verändernden Formeln immer in der beschriebenen Weise gleich (Seite 21).

Je mehr Sie die Umschaltungsvorgänge körperlich spüren, desto nachdrücklicher müssen Sie den Rücknahmevorgang durchführen.

Die passende Formel

Formel für »Quertypen«

▶ Sobald Sie also ein Schweregefühl nicht nur im Übungsarm, sondern auch im anderen Arm erleben, sollten Sie mit der Kurzformel konzentrieren (das Wörtchen »sind« ist nun bereits entbehrlich):

**Ich bin ganz ruhig –
beide Arme schwer**

Formel für »Längstypen«

Sollten Sie das Schweregefühl nicht nur im Übungsarm, sondern auch im Bein der gleichen Körperseite wahrnehmen, konzentrieren Sie bitte:

**Ich bin ganz ruhig –
rechte (linke) Seite schwer**

Die Ausbreitung unterstützen

▶ Ist es bei regelmäßigem Training nach einigen Tagen zu einer immer deutlicher erkennbaren Ausbreitung des Schwere-Erlebnisses gekommen, konzentrieren Sie:

Nach einigen Tagen der Übung

Ich bin ganz ruhig – Arme und Beine schwer

Bei weiterem regelmäßigem Üben stellt sich immer schneller und zuverlässiger dieses angenehme Schweregefühl im ganzen Körper ein.
Dies kann bei manchen Menschen schon nach wenigen Tagen der Fall sein, bei anderen wieder dauert es Wochen, bis es soweit ist.

Ruhe-Schwere-Konzentration mit der Kurzformel

▶ In der Folgezeit können Sie die Formel weiter reduzieren:

Code für die Umschaltung

Ruhe – Schwere

Diese Formulierung genügt als Signalreiz (Code), um die bereits erlernten Umschaltungsvorgänge auszulösen. Ein solches Zusammenfassen der Konzentrationen hat sich außerordentlich bewährt, auch alle nachfolgenden Formeln können kurz und prägnant eingebaut werden.
Hiermit ist der erste Schritt zur Selbstversenkung getan, und es ist nunmehr möglich, zum zweiten Schritt überzugehen.

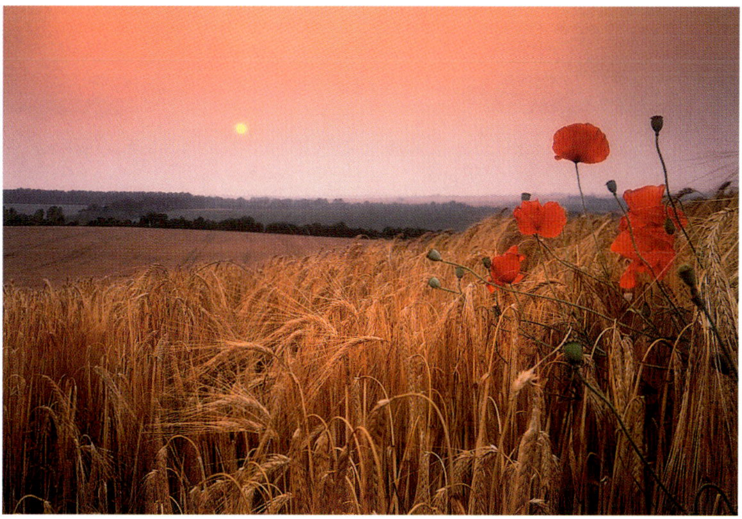

Ruhe und Schwere – allein mit dieser Übung können Sie jederzeit Momente tiefer Entspannung finden.

Die Wärme-Übung

So, wie Sie sich bei der Schwere-Übung auf das Schweregefühl in Ihrem Körper konzentriert haben, lernen Sie jetzt, sich auf ein Wärmegefühl zu konzentrieren und auf diese Weise Ihren Kreislauf in einem gewissen Maße zu beeinflussen.

Über die Körperwärme

Die Körpertemperatur muß konstant bleiben

Der Mensch ist – im Gegensatz zu manchen Tieren, beispielsweise Reptilien – ein Wesen, dessen Körpertemperatur stets gleich bleibt; alle Organe können nur dann reibungslos funktionieren, wenn die Körpertemperatur konstant bei etwa 37 Grad Celsius liegt.

Diese Temperatur gleichbleibend zu halten, ist für den Körper nicht einfach, denn zwei Faktoren führen zu natürlichen Schwankungen: Der dauernde Verlust von Wärme nach außen und die unterschiedliche Wärmeproduktion im Körper, die von Stoffwechselvorgängen und körperlicher Aktivität abhängig ist.

Der Kreislauf sorgt für Ausgleich

Es ist die Aufgabe unseres Blutkreislaufs, dafür zu sorgen, daß dieser dauernde Wechsel weder zur Auskühlung noch zur Überwärmung unseres Körpers führt.

Blut transportiert Wärme

Dieser Ausgleich geschieht über die Körperoberfläche, über unsere Haut. Sie ist durchzogen von einem Netz kleiner und kleinster Blutgefäße, die die Fähigkeit haben, ihr Volumen zu verändern.

In warmer Umgebung erweitern sich diese Blutgefäße, die Haut wird stärker durchblutet, und überschüssige Wärme wird so aus dem Körperinneren nach außen geleitet und abgegeben.

In kalter Umgebung verengen sich die Blutgefäße und halten die Wärme im Körper zurück.

Gesteuert vom Vegetativum

Dieser sehr empfindlich reagierende Mechanismus wird reguliert vom vegetativen (autonomen) Nervensystem (Seite 9).

Ein bewußter, ein willkürlicher Einfluß auf diese Regulationsvorgänge ist nicht möglich.

Weil aber das Autogene Training auf das vegetative Nervensystem einwirkt, kann es auch das Gefäßsystem – vor allem an Armen, Händen, Beinen, Füßen – beeinflussen und damit die Wärmeregulation des ganzen Körpers.

Einfluß auf das Gefäßsystem durch die Kraft der Gedanken

Und daß Gedanken oder Gemütsbewegungen auf das Gefäßsystem Einfluß nehmen können, hat wohl jeder schon mal erfahren: So führt zum Beispiel Scham zum Erröten – und zwar, weil die Gefäße der Gesichtshaut weitgestellt werden; Angst läßt uns erblassen – eine Engstellung derselben Gefäße.

WICHTIG

Der Kreislauf braucht Training

Die Wärme-Übung des Autogenen Trainings hat eine wichtige Funktion. Das Gefäßsystem kann nämlich seine lebensnotwendige Aufgabe nur erfüllen, wenn es seine Flexibilität behält, wenn es trainiert wird durch ständige Reize, zum Beispiel durch raschen Wechsel der Außentemperatur oder körperliche Aktivitäten.
Weil wir heute in geheizten oder klimatisierten Räumen leben, uns bei Kälte durch wärmende Kleidung schützen, uns kaum bewegen, bieten wir dem System »Kreislauf« nur wenige dieser wichtigen Reize an. Hier bietet das Autogene Training Hilfe, weil es die Gefäße trainiert.

Sich-warm-Denken macht warm

Bei der Schwere-Übung haben wir uns einer Schwere-Vorstellung hingegeben, um eine Entspannung der Muskulatur zu erreichen. Bei der Wärme-Übung führen wir nun eine Wärme-Konzentration durch, um eine Veränderung des Gefäßsystems zu erreichen.
Wir benutzen dabei das Signal »Wärme«, auf das wir uns konzentrieren, um durch die Empfindung der Wärme die Blutgefäße zu beeinflussen.

Das Signal »Wärme« aktiviert den Regulationsmechanismus

Wenn nämlich das Gehirn das Signal bekommt: »Der Arm ist warm«, gibt es automatisch an die Blutgefäße dort den Befehl, sich weitzustellen: So kann mehr Blut an die Körperoberfläche strömen, und einem Temperaturanstieg im Körperinneren wird vorgebeugt.
Der Wärmehaushalt wird vor allem über die kleinen Gefäße an der Körperperipherie geregelt, also über die Eng- und Weitstellung der Gefäße an den Gliedmaßen. Deshalb beginnen wir mit der Wärme-Konzentration zunächst in den Armen. Dann folgt die Wärme-Konzentration auch in den Beinen – bis zuletzt der ganze Körper beteiligt ist (Organismische Gesamtumschaltung, Seite 55).

Die Wärme-Konzentration

Vorbereitung

Machen Sie es sich jetzt wieder an Ihrem Ruheplatz bequem (Seite 27). Sind Sie bereit? Dann lesen Sie die Formel (noch einmal) durch.

Rechts- oder Linkshänder?

Wenn Sie Rechtshänder sind, übernehmen Sie bitte wörtlich: »rechter Arm warm«. Wenn Sie Linkshänder sind, sagen Sie bitte: »linker Arm warm«.

Die Wärme-Formel

Die vollständige Formel beinhaltet alle drei Grundübungen:

Ruhe – Schwere – rechter Arm warm

oder

Ruhe – Schwere – linker Arm warm

Verstärkende Ergänzung

Die Konzentration der Wärme kann verstärkt werden durch den Zusatz:

... strömend warm

Rücknahme

Nehmen Sie auch diese Übung wieder wie gewohnt zurück:

Arme fest! – Tief ein- und ausatmen! – Augen auf!

Die Generalisation des Wärme-Erlebnisses

Nach einigen Tagen regelmäßigen Übens wird sich ein angenehmes Wärmegefühl allmählich über den ganzen Arm ausdehnen. Oft geht dies von der Ellenbogen-Unterarm-Region aus, manchmal auch von der Hand.
Schneller als bei der Schwere-Übung kommt es zu einer Ausbreitung des Wärmegefühls auf den anderen Arm (beim Quertyp) oder auf das Bein (beim Längstyp).
Dann können Sie schon bald zu der Formel übergehen:

Ausbreitung längs oder quer

Ruhe – Schwere – beide Arme warm

oder

Ruhe – Schwere – rechte (linke) Seite warm

Sobald dieser Zustand erreicht ist, können Sie übergehen zu der Formel:

Ruhe – Schwere – Arme und Beine warm

Beenden Sie jede Übung mit der Rücknahme.

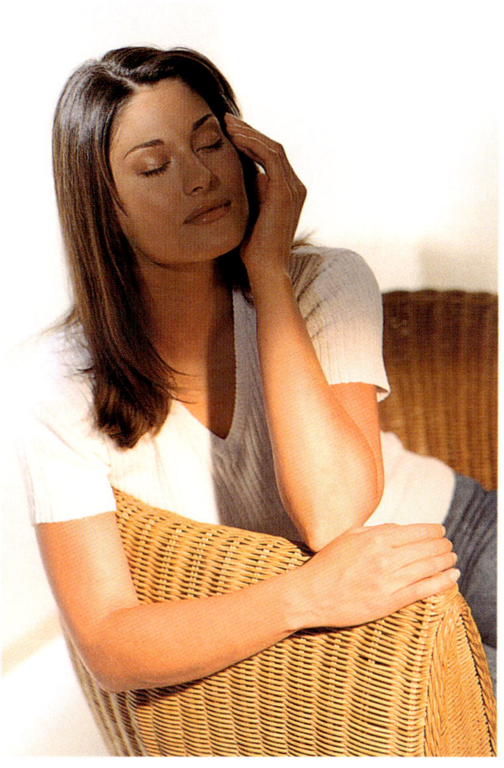

Entspannung und die Vorstellung von »Wärme« regen die Durchblutung der Arme und Beine an.

Was dabei im Körper geschieht

Das Herz und die Blutgefäße – Arterien, Kapillaren (kleine und kleinste Blutgefäße: Haargefäße) und Venen – sorgen für die Verteilung des Blutes in den Organen und in der Körperperipherie sowie für seinen Rückstrom zum Herzen.
Den jeweiligen Bedürfnissen des Körpers entsprechend wird die Verteilung des Blutes durch das autonome (vegetative) Nervensystem gesteuert. Dies geschieht, wie zu Anfang dieses Kapitels schon kurz geschildert, durch eine Weitstellung der Gefäße in den Gebieten, in denen gerade ein höherer Bedarf an Blut besteht, bei gleichzeitiger Engstellung der Gefäße in anderen Körperregionen.

Eng- und Weitstellung der Gefäße

Die Muskulatur in den Arterienwänden und kleine Ringmuskeln an den Abzweigungen der Kapillaren reagieren auf Reize des Sympathikus mit Engstellung, mit dem Zusammenziehen.

■ Überwiegt der vom Sympathikus gesteuerte Anteil des vegetativen Nervensystems, werden die Gefäße enggestellt; dies führt zu einem geringen Blutdurchfluß. Eine Verminderung der sympathischen Aktivität dagegen führt zu einer Weitstellung der Gefäße und damit zu einer besseren Durchblutung des entsprechenden Körpergebietes.

Einfluß von Sympathikus und Parasympathikus

Der Parasympathikus stellt die Gefäße weit

Wie bereits erklärt (Seite 9), besteht der wichtigste Mechanismus beim Autogenen Training in einer Veränderung des Gleichgewichts im vegetativen

Nervensystem zugunsten des Parasympathikus. Dies zeigt sich besonders deutlich durch eine Weitstellung der Gefäße an Händen, Armen, Füßen und Beinen, da diese besonders reich an Blutgefäßen sind.

Blut aus dem Körperinneren erwärmt die Extremitäten

Deren Weitstellung führt zu einer stärkeren Durchblutung. Das vermehrte Blutvolumen kommt aus dem Körperinneren – ist also wärmer und führt so zu einer meßbaren Erwärmung der Extremitäten.
Dementsprechend sinkt die »Körperkerntemperatur« (Rektaltemperatur) ab.

Meßbarer Anstieg der Temperatur

Deutlich erhöhte Hauttemperatur

Dies erklärt den von vielen Forschern nachgewiesenen Anstieg der Hauttemperatur an Händen und Füßen während des Autogenen Trainings von durchschnittlich zwei bis drei Grad Celsius und Maximalwerten von fünf und mehr Graden.
Auch der Abfall der Körperkerntemperatur konnte nachgewiesen werden (P. Polzien).
In diesem Zusammenhang wurde zu Recht von einer »vasodilatatorischen Potenz« (= gefäßerweiternden Kraft) des Autogenen Trainings gesprochen (K. Mann und F. Stetter).

Hilfe bei Schwierigkeiten

Probleme sind selten

Nach meinen jahrelangen Erfahrungen kann ich feststellen, daß Schwierigkeiten bei der Wärme-Übung sehr viel seltener auftreten als bei der Schwere-Realisation. Dies gilt natürlich nur für gefäßgesunde Menschen und nicht beispielsweise für Hypertoniker (Menschen mit Bluthochdruck, Seite 81).
Die folgenden Abschnitte sind also nur für jene Leser gedacht, die Fragen zur Wärme-Übung haben, weil sie doch Schwierigkeiten mit dem Wärmegefühl hatten.

»Meine Arme und Beine werden nicht warm«

Ursache: Dauerproblem kalte Hände/Füße

Fehleinstellung der Gefäßregulierung

Wenn Sie während der Wärme-Übung mit kalten Armen und/oder Beinen zu kämpfen haben, leiden Sie sicherlich häufig unter kalten Händen und kalten Füßen. Das ist nicht krankhaft, wird aber durch eine gewisse Fehleinstellung der Gefäßregulierung (Seite 48) verursacht.

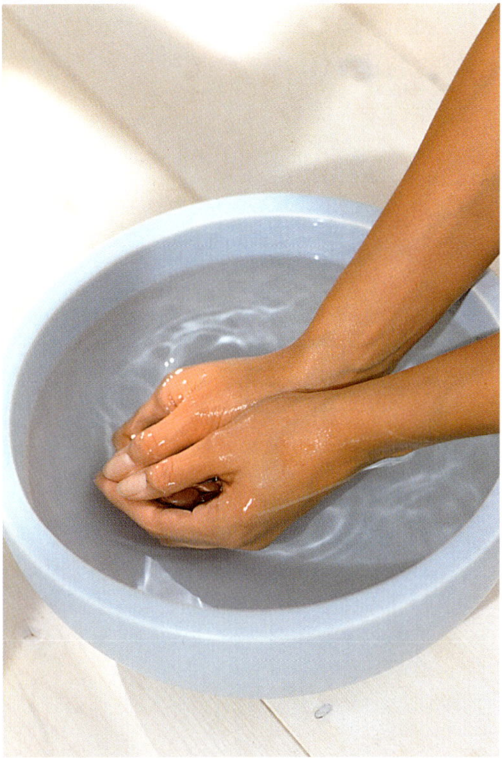

Bei chronisch kalten Händen und Füßen hilft es, sie vor der Übung in warmem Wasser aufzuwärmen.

▶ Wenn Sie zu dieser Fehlregulierung neigen, ist es hilfreich, Hände und/oder Füße »vorzubehandeln«, bevor Sie die Wärme-Übung machen.
Erwärmen Sie sie über der Heizung oder in warmem Wasser. Am besten baden Sie Füße und/oder Hände einige Minuten lang in 35 bis 38 °C warmem Wasser, bis Sie das Gefühl haben, sie sind richtig gut durchwärmt.
So müssen Sie beim Üben nicht jedesmal wieder eine extrem ungünstige Ausgangslage überbrücken.
Vielleicht ist Ihnen das Anwärmen ja aus der Sauna bekannt: Vor dem ersten Saunagang sollten Sie die Füße vorwärmen.

»Ich hatte ein zu starkes Wärmegefühl«

Ursache: »Überschießende« Reaktion

Wie bei der Schwere-Übung, so kann es auch bei der Wärme-Übung zu einer »überschießenden« Reaktion kommen: Sie spüren, wie der ganze Körper regelrecht von Wärme überflutet wird.

Übung langsam aufbauen

▶ In diesen Fällen sollten Sie sich bewußt auf die Einstiegs-Formel »Ruhe – Schwere – rechte (linke) Hand warm« konzentrieren, also auch diesen Übungsteil bewußt Schritt für Schritt aufbauen.
Sollte das unangenehme Wärmegefühl trotzdem wiederkehren, versuchen Sie, mit der Formulierung

… angenehm warm

die Wärme-Suggestion für sich richtig einzustellen.

»Mir wurde schwindlig/mein Kopf wurde unangenehm heiß«

Ursache: Bluthochdruck

Gehen Sie zum Arzt!

▶ Solche Fälle sind selten. Treten diese Körpergefühle aber doch einmal auf, ist es besonders wichtig, den Blutdruck von einem Arzt kontrollieren zu lassen. Weicht er von der Norm ab, sollten Sie nicht selbständig weiterüben, sondern sich zunächst einer ärztlichen Behandlung unterziehen.

TIP!

Auch das hilft

An »Lerntyp« und Atemübung denken!

Wenn Sie sich nur schwer konzentrieren können oder die Formel nicht richtig zu wirken scheint:

- Denken Sie an die Möglichkeit, sich die Formel optisch vorzustellen, sie innerlich zu hören oder sie im Geiste niederzuschreiben – je nachdem, ob Sie sich als optisch, akustisch oder motorisch orientiert einstufen (Seite 20).
- Bei Schwierigkeiten kann es auch hilfreich sein, die spezielle Atem-Übung (Seite 39) vor der Wärme-Übung zu machen.

Die Gesamtentspannung »auf Stichwort«

Nach einiger Zeit der Übung

Daß Ihnen nach einiger Zeit auch diese dritte Übung in »Fleisch und Blut übergegangen ist«, bemerken Sie daran, wie leicht und unproblematisch sich die Gesamtentspannung Ihres Körpers (Seite 55) als wohliges und willkommenes Gefühl der Schwere und der Wärme einstellt.
Man könnte sagen, Ihr Körper »kennt sich jetzt aus« und braucht tatsächlich nur noch ein paar »Stichworte«, dann reagiert er richtig.

Die Kurzformel

▶ Arbeiten Sie von jetzt an mit der Kurzformel

Ruhe – Schwere – Wärme

und versuchen Sie, damit Ihren Körper auf die Gesamtentspannung umzuschalten. Rücknahme nicht vergessen!

Organismische Gesamtumschaltung

Wenn sich bei Ihnen die Gesamtentspannung nach einiger Zeit so gut einstellt, daß Sie Ruhe, Schwere und Wärme im ganzen Körper empfinden, werden Sie feststellen, daß Sie diesen Zustand auch immer schneller erreichen.

Entspannung geschieht blitzschnell

Stellt sich diese generalisierte Gesamtentspannung schließlich innerhalb ganz kurzer Zeit – meist innerhalb von ein bis zwei Minuten oder sogar schlagartig – ein, so ist das erreicht, was J.H. Schultz die »organismische Gesamtumschaltung« nannte:

Wahrnehmung im ganzen Körper

- Schwere- und Wärme-Erlebnis beschränken sich nun nicht mehr auf Arme und Beine, sondern werden im ganzen Körper wahrgenommen.

Zeichen völliger Entspannung

Ist die Gesamtumschaltung gelungen, stellen sich weitere Phänomene ein:

Gesicht und Nacken entspannen sich

Ein Zeichen ist die Entspannung der gesamten Gesichtsmuskulatur. Weil die Kaumuskeln sich entspannen, weichen die Zähne auch bei geschlossenem Mund etwas auseinander. Bei Übungen im Liegen weicht der Unterkiefer zurück. Das Gesicht wirkt wie das eines Schlafenden.

Ein Gesicht wie im Schlaf

Beim Sitzen entsteht mitunter das Gefühl, als würde sich der Hals verlängern. Dieses Empfinden ist auf eine Entspannung der Schulter- und Nackenmuskulatur zurückzuführen.

Sie erleben Ihren Körper anders

Manchmal kommt es zu Phänomenen, die als Veränderung des Körperschemas (Körper-Erlebnisses) bezeichnet werden – ein Gefühl des Schwebens oder das Empfinden, zentnerschwer auf der Unterlage zu liegen, bei einigen Menschen

Veränderung des Körperschemas

Die Wärme-Übung

Wer sich so tief entspannt wie im Autogenen Training, nimmt den ganzen Körper anders wahr. Beispielsweise kann es passieren, daß Sie Ihre Arme nicht mehr spüren oder daß diese sich viel dicker anfühlen.

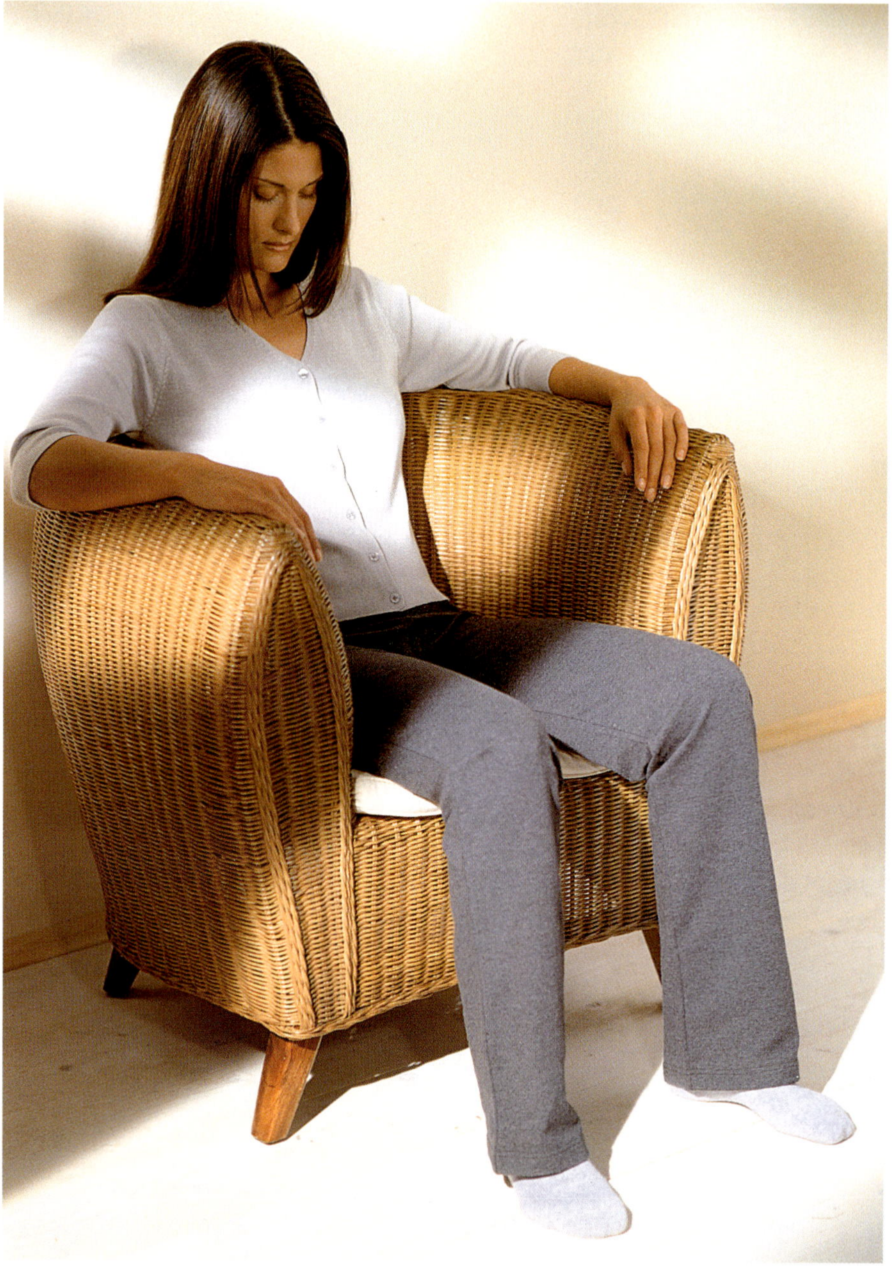

auch der Eindruck, als seien einzelne Körperteile, beispielsweise der rechte Arm, nicht mehr vorhanden.
Normalerweise »weiß« jeder Mensch, in welcher Lage sich seine Körperteile gerade befinden. Hier handelt es sich natürlich nicht um ein »bewußtes Wissen«, da ja die Aufmerksamkeit meist auf andere Dinge gelenkt ist. Trotzdem erleben wir zum Beispiel unseren rechten Arm in der Haltung, in der er sich gerade befindet.
Dieses »Körperschema« kommt dadurch zustande, daß von den einzelnen Teilen unseres Körpers ständig ein nervaler Impulsstrom erfolgt, der dem Gehirn die jeweilige Lage der Körperteile signalisiert. Diese nervösen Reaktionen werden »zentripetale Weckreaktionen« genannt (Seite 88).

»Zentripetale Weckreaktion«

Bei der Generalisation des Schwere-Erlebnisses, das ja darin besteht, daß die Muskeln weitgehend entspannt sind, ändern sich auch die zentripetalen Weckreaktionen. Die dem Gehirn erteilte »Meldung« über die jeweilige Lage von Körperteilen funktioniert nun nicht mehr ganz präzise. Das psychische Erlebnis des Körperschemas verändert sich, so daß die Lage von Körperteilen falsch oder nicht mehr wahrgenommen werden kann. Deshalb haben manche Übende das Gefühl, ihr Arm sei nicht mehr da, während andere meinen, ihr Arm sei viel dicker als normalerweise.

■ Diese Phänomene – das Gefühl des Schwebens oder das des Lastens – deuten auf eine besonders gute Realisation der Übungen hin und sind somit positiv zu bewerten.

Gefühle des Schwebens oder Lastens

Allerdings möchte ich erneut die Wichtigkeit der konsequenten Rücknahme bei Übungsende betonen (sofern nicht abends geübt wird).

Sie fühlen sich angenehm »dösig«

Auch in psychischer Hinsicht kommt es bei den bisher gelernten Übungen des Autogenen Trainings zu Veränderungen, die im wesentlichen in einem Herabsetzen des Wachheitsgrades (Vigilanz) liegen. In der Regel werden Sie das Gefühl einer gewissen wohligen Entspannung und Dösigkeit haben, während Ihr Bewußtsein gleichzeitig auf wenige Konzentrationen eingeengt ist.

Herabsetzung des Wachheitsgrades

Diese positiven psychischen Veränderungen lassen sich durch die Hinzunahme der nächsten Übung vertiefen.

Die Atem-Übung

Konzentration auf den Atemvorgang

Die Atem-Übung unterscheidet sich wesentlich von den vorherigen Übungen des Autogenen Trainings. Bei der Ruhe-, Schwere- und Wärme-Übung haben Sie gelernt, durch gedankliche Konzentration unmittelbar körperliche Reaktionen wie Muskelentspannung und Gefäßweitstellung auszulösen. Bei der Atem-Übung dagegen soll sich die Konzentration auf einen bereits ablaufenden körperlichen Vorgang richten. Sie beobachten dabei quasi wie ein Außenstehender den Wechsel von Ein- und Ausatmung.

Über Einatmung und Ausatmung

Muskelanspannung beim Einatmen

- Bei der Einatmung hebt sich der Brustkorb durch die Anspannung von Halsmuskeln, verschiedenen Muskeln des Schultergürtels sowie der Zwischenrippen-Muskulatur (Brustatmung). Durch Zusammenziehen des Zwerchfells werden die Baucheingeweide nach unten gedrückt (Bauchatmung). Es entsteht zusätzlicher Raum, und frische Atemluft strömt in die Lungen hinein.

Entspannung beim Ausatmen

- Nach kurzer Pause erfolgt die Ausatmung. Alle zuvor aktiv angespannten Muskeln einschließlich des Zwerchfells entspannen sich. Hierdurch verringert sich das Volumen des Brustkorbs; zugleich ziehen sich elastische Fasern im Lungengewebe zusammen – der Atem strömt wieder aus.

Stetiger Wechsel von Aktivität und Passivität

■ Der stetige Wechsel von Einatmung und Ausatmung, von Aktivität und Passivität, das Nebeneinander von (willkürlicher) Steuerbarkeit und (unwillkürlich) reflektorisch ablaufenden Vorgängen kennzeichnen den Atemvorgang. Hier lassen sich Parallelen ziehen zur Polarität vieler Lebensgesetzlichkeiten: Anspannung – Entspannung, Leistungsbereitschaft – Erholung.

Atmung in Aktion

Bei großer körperlicher Aktivität ist der Sauerstoffbedarf im Körper groß. Deshalb muß die Ein- und Ausatmung schnell

Über Einatmung und Ausatmung

Spüren Sie einmal mit aufgelegten Händen dem sanften Auf und Ab von Brust und Bauch beim Atmen nach. Während der eigentlichen Atem-Übung liegen die Hände dann neben dem Körper.

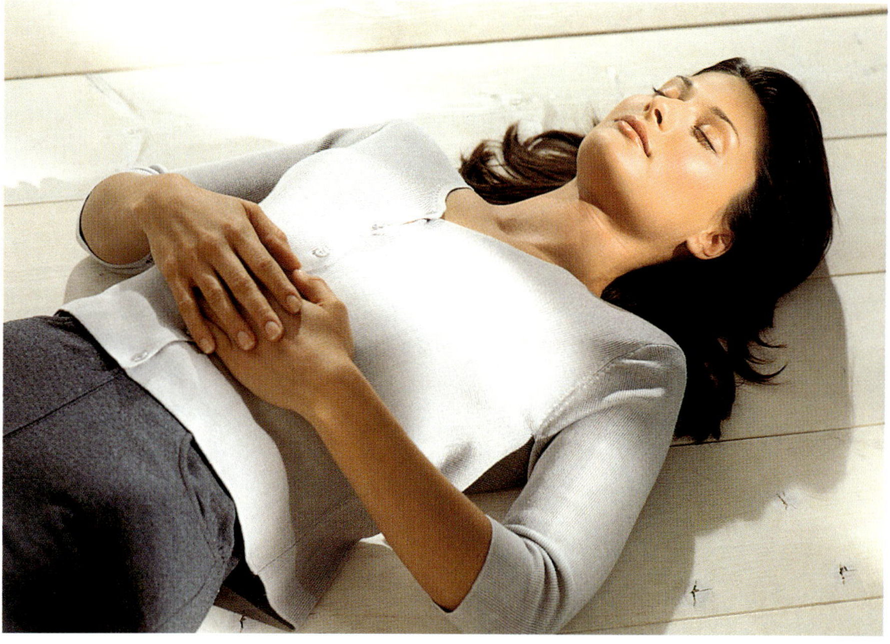

wechselnd erfolgen, wodurch beide Atemphasen gleichermaßen aktiv werden.

Entspannt atmen Sie ganz automatisch

Bei körperlicher Ruhe dagegen wird die Atmung im ganzen langsamer. Die Einatmung behält einen gewissen Grad von Aktivität, die Ausatmung erfolgt passiv.

Die Atmung eines passiven, gelösten, durch Autogenes Training versenkten Menschen schaltet auf einen eher unwillkürlichen (reflektorischen) Verlauf um. Beim Ausatmen kommt es zu einer Entspannung aller während der Einatmung angespannten Muskeln. Hierdurch strömt die Luft ohne eigenes Dazutun nach außen – infolge der Schwere des Brustkorbs, der Entspannung des Zwerchfells sowie der Entspannung der elastischen Fasern in der Lunge und durch den ebenfalls entspannten Kehlkopf.

Atmung im Autogenen Training

■ Dieser Vorgang ist Ziel der Übung: die passiv gelöste, reflektorisch ohne eigenes Zutun ablaufende Atmung.

Die Atem-Einstellung

Vorbereitung

▶ Machen Sie es sich jetzt wieder an Ihrem Ruheplatz bequem (Seite 27). Sind Sie bereit? Dann lesen Sie sich die Formel (noch einmal) durch.

Die Formel

Immer den gesamten Ablauf üben!

Ergänzen Sie die gewohnte Formel

Ruhe – Schwere – Wärme

nun mit der Atem-Konzentration:

Es atmet mich

oder

Es atmet in mir

Die Rücknahme

▶ Sie nehmen auch diese Übung wieder nach wenigen Minuten mit den gewohnten Selbstbefehlen zurück:

Arme fest!
Tief ein- und ausatmen!
Augen auf!

Was Sie beim Üben erleben können

Durch diese Konzentration geben Sie sich im Versenkungszustand des generalisierten Ruhe-, Schwere- und Wärme-Erlebnisses dem Atmungsvorgang hin und erleben dabei ein wiegendes Auf und Ab, entsprechend dem Heben und Senken des Brustkorbs.

Ein wiegendes Auf und Ab

Die Versenkungsatmung

Bei der Atem-Übung – und das unterscheidet sie von den bisherigen Übungen – ist keine unmittelbare Veränderung der Atmung beabsichtigt.
Vielmehr kommt es ganz allmählich, fast unmerklich, und nach wochenlangem Üben zu einer immer autonomeren, harmonischeren Atmung.

Die Atmung wird harmonischer

Diese »Versenkungsatmung« kann individuell sehr verschieden sein. Meist wird die Atemfrequenz (= Anzahl der Atemzüge pro Minute) niedriger und der Atemvorgang flacher. Aber auch vertiefte Atemzüge sind nicht selten. Jeder Mensch findet zu seiner individuellen Kombination von Brust- und Bauchatmung.

Die Ausatmungsverstärkung

Beim Ausatmen ist die Entspannung noch tiefer

In diesem Zusammenhang möchte ich an die Ausführungen zur Ausatmungsverstärkung (Seite 39) erinnern. Aus dem passiv gelösten, entspannten Charakter des Ausatmungsvorganges erklärt es sich, daß die Formel, auf die Sie sich während der Ausatmung konzentrieren, stärker wirken kann.

Die Kurzformel für alle Übungen

Die vollständige Formel, einschließlich der Atemeinstellung lautet

Ruhe – Schwere – Wärme – es atmet mich

oder

Ruhe – Schwere – Wärme – es atmet in mir

Danach die Befehle zur Rücknahme:

Arme fest!
Tief ein- und ausatmen!
Augen auf!

Damit sind die Übungen des Autogenen Trainings abgeschlossen.

Hilfe bei möglichen Schwierigkeiten

Meist braucht der Lernende für die Atem-Übung – im Vergleich zu den bisherigen Übungen – sehr viel mehr Zeit, um die neue Atemeinstellung »zu entdecken und zu erleben«. Haben Sie also Geduld mit sich!

Bei Atembeschwerden

■ Mißempfindungen oder Schwierigkeiten sind dabei außerordentlich selten; sollten sie sich wider Erwarten doch ergeben, so kann die Übung weggelassen werden. Mißempfindungen treten meist bei Menschen auf, die an nervösen Atembeschwerden, an Asthma oder ähnlichem leiden; ihnen kann ein Arzt weiterhelfen.

Vertiefung des Gesamterlebnisses

Der Gesunde hingegen wird durch die Erarbeitung der Atemeinstellung in der geschilderten Weise eine ganz wesentliche Vertiefung des Gesamterlebnisses beim Autogenen Training erfahren.

Die Atem-Übung

Mit Hilfe des Autogenen Trainings können Sie sich klare Ziele setzen, störende Reize ausschalten und allmählich eine positivere Einstellung finden. Gelassenheit und Lebensfreude werden Ihren Alltag prägen.

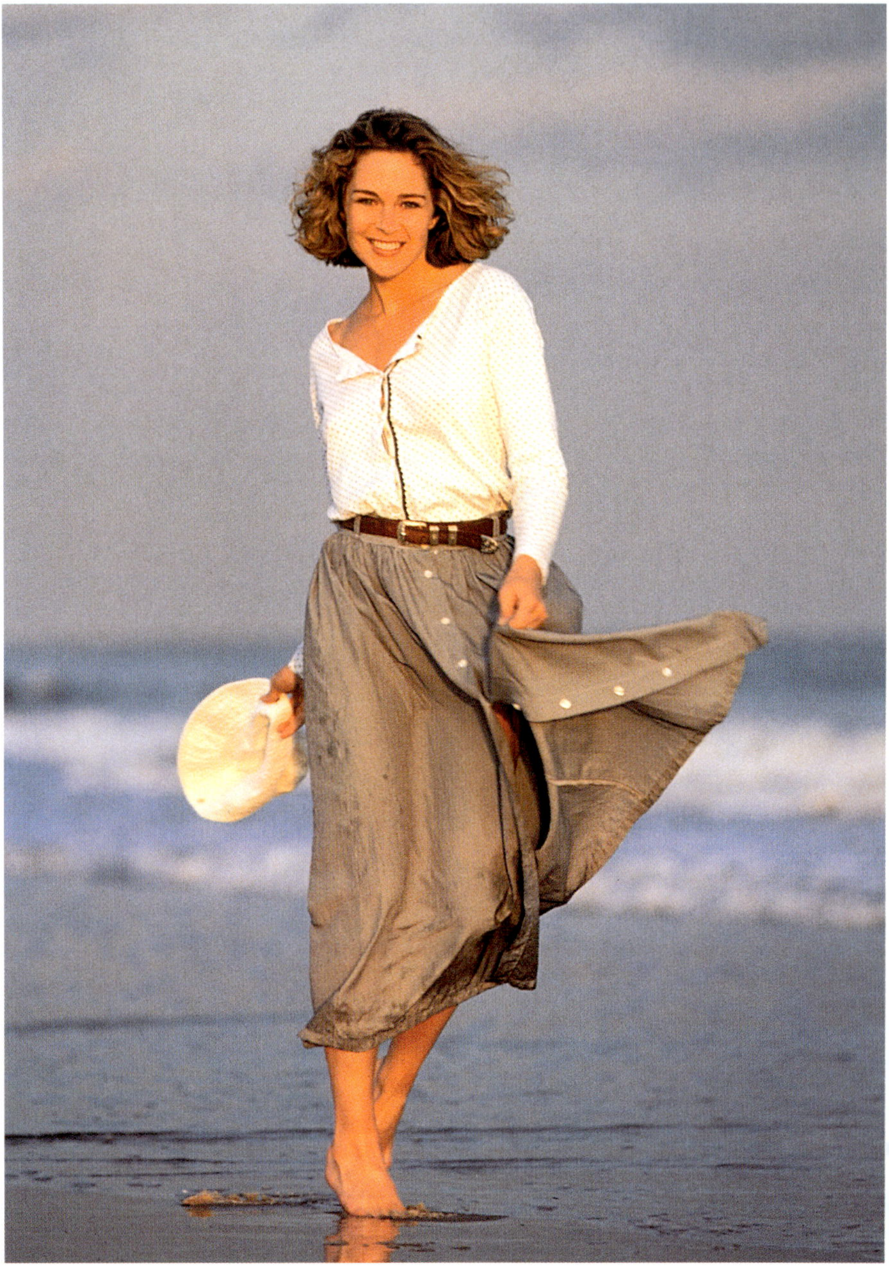

Die individuellen Formeln

Das Autogene Training kann mehr als nur entspannen. Es soll Ihnen helfen, mit Ihren persönlichen Problemen besser fertigzuwerden.
Dazu gibt es individuelle Formeln (sogenannte Wandspruchartige Leitsätze), mit denen Sie störende Reize ausschalten, sich bestimmte Ziele setzen und allmählich eine positivere Einstellung zu sich selbst finden können.

WICHTIG

Bevor Sie weiterlesen

Sie sollten mit den individuellen Formeln erst dann arbeiten, wenn Sie die Grundübungen des Autogenen Trainings sicher beherrschen, wenn sich also die organismische Gesamtumschaltung (Seite 55) zuverlässig einstellt.
Die Grundübungen schaffen die Voraussetzung dafür, daß die individuellen Formeln als Hilfe bei der Bewältigung von Alltagsproblemen dienen können. Sie werden nur dann voll wirksam, wenn die Entspannung von Muskeln, Gefäßen und Psyche durch die Ruhe-Schwere-Wärme-Atem-Übungen erfolgt ist.

Wobei können die Leitsätze helfen?

Probleme lösen oder lernen, anders mit ihnen umzugehen

Kein Mensch ist vollkommen. Jeder hat ein paar größere oder kleinere Probleme, die er gerne lösen möchte. Dabei kommt es überhaupt nicht darauf an, ob dies Probleme sind, die ein Außenstehender als solche ansehen würde, oder ob sie gering sind im Vergleich zu dem, womit andere fertigwerden.
Es sind Probleme (oder »Problemchen«), die Sie selber stören und die Sie loswerden wollen, oder mit denen besser umzugehen Sie lernen möchten. Sei es, weil sie Ihren persönlichen Lebensplan stören, sei es, weil sie Ihren Alltag erschweren, sei es, weil sie nicht in das Bild passen, das Sie von sich selbst haben.

Störendes Verhalten ändern

Typische Beispiele

Zu solchen Problemen gehören Einschlafstörungen, Konzentrationsstörungen, schlechte

Die individuellen Formeln

Kein Mensch ist vollkommen. Jeder hat gewisse Eigenheiten oder Beschwerden, die er gerne ändern oder loswerden möchte. Dabei helfen individuelle Formeln.

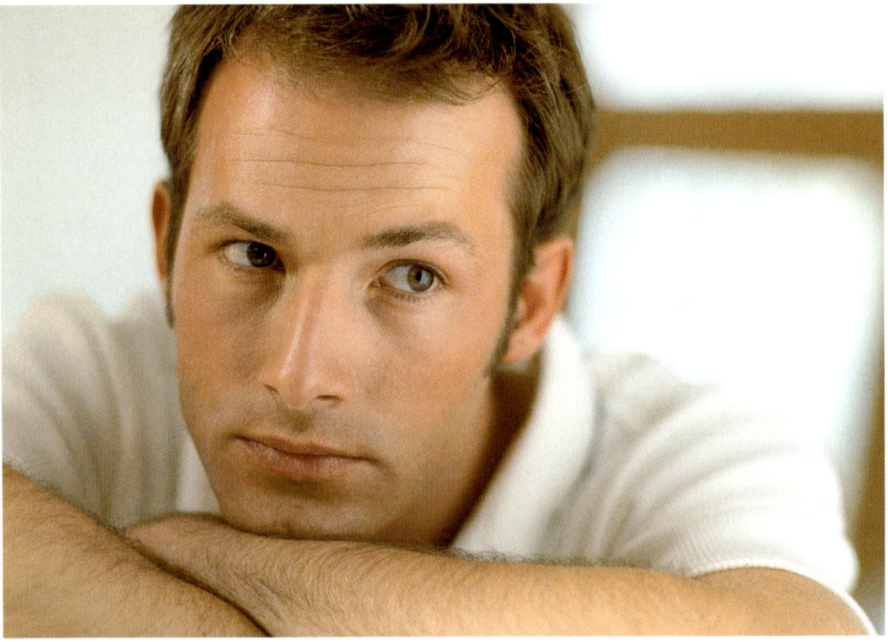

Angewohnheiten oder vielleicht auch Schmerzen. Dazu gehören Schwierigkeiten im Umgang mit anderen Menschen oder Antriebsschwächen, Sprachfehler oder Ängste beim Fliegen, beim Schwimmen, beim Betreten eines Restaurants.
Wahrscheinlich sind Sie jetzt überrascht, daß Sie mit Hilfe des Autogenen Trainings lernen können, mit all diesen Problemen besser fertigzuwerden. Weil das Autogene Training aber keine Wunder wirken kann, wollen wir hier gleich eine Einschränkung machen.

Keine Wunder, aber Wandlung im Denken

Was das Autogene Training nicht kann

Das Autogene Training kann Ihnen sicher nicht den Partner ersetzen, um dessen Verlust Sie trauern, aber es kann nach und nach die Trauer so erträglich machen, daß sie Ihren Lebensalltag nicht ständig überschattet. Das Autogene Training kann aus einem stillen Menschen auch sicher keinen »Temperamentsbolzen« machen, aber es kann helfen, daß der Schüchterne sich so akzeptiert, wie er ist, und sich ein bißchen mehr zutraut als bisher.

Das Autogene Training kann auch keine Süchte heilen. Aber es kann schlechte Angewohnheiten so abbremsen, daß sie nicht zu Süchten werden.
Und schließlich kann das Autogene Training nicht alle Ängste auflösen; es kann sie aber – wie die Flugangst – so mildern, daß der berufliche Alltag dadurch nicht mehr beeinträchtigt wird.

Das bewirken die Formeln

■ Das Autogene Training kann störende Reize ausschalten und eine positive Einstellung fördern. Und das hat einen entscheidenden Einfluß auf die individuelle Lebensführung.

»Gute Vorsätze« verwirklichen

Vermutlich haben Sie schon eine Reihe guter Vorsätze gehabt, sind aber zumeist nicht weit damit gekommen. Wenn Sie Ihre guten Vorsätze bisher nie so recht verwirklichen konnten, liegt das vielleicht daran, daß diese nicht genügend tief in Ihrem Bewußtsein verankert waren. Eine solche Verankerung können Sie im Zustand der tiefen Entspannung erreichen, wie ihn das Autogene Training schafft. So überwinden Sie die Hemmschwelle, die zwischen dem Wollen und dem Können liegt.

Ziele im Bewußtsein verankern

Der erste Teil der individuellen Formel

Jede individuelle Formel besteht aus drei Teilen, die einander ergänzen.

Drei Teile – drei Bedeutungen

- Der erste Teil soll gegen die individuellen Störungen oder Probleme eine gewisse Gleichgültigkeit aufbauen. Denn wenn ein Störreiz weniger beachtet wird, verliert er sofort an Einfluß.
- Der zweite Teil setzt dagegen, was eigentlich wichtig ist, lenkt also die Aufmerksamkeit weiter vom Problem weg auf ein wünschenswertes Ziel hin.
- Der dritte Teil benennt die positiven Eigenschaften, die die Veränderung unterstützen.

Was ist Ihr Problem?

Um den ersten Teil Ihrer persönlichen Formel zu finden, müssen Sie Ihr Problem »auf den Punkt bringen«.

Den Störreiz benennen

▶ Fragen Sie sich, was genau Ihr Problem auslöst, was Sie lassen wollen, was Ihr Verhalten nicht mehr bestimmen soll. Finden Sie einen Begriff, den Sie in die folgende Formulierung einbauen können:

... in jeder Situation gleichgültig

Die individuellen Formeln

Bei der Begriffsfindung können Ihnen sicher die Beispiele helfen, die ich Ihnen auf den folgenden Seiten zusammengestellt habe.

Ihre persönliche Formel – erster Teil

....

....

Wenn Sie mehrere Probleme haben, sortieren Sie sie nach Schweregrad. Bearbeiten Sie das Thema zuerst, das sich vermutlich am leichtesten lösen läßt.

TIP!
Die Formulierung »in jeder Situation« unterstützt die Wirkung sehr, denn so kann die gewünschte Einstellung jederzeit und überall wirksam werden. Ist die Formel erstmal »in Fleisch und Blut übergegangen«, kann dieser Teil auch weggelassen werden (Seite 69).

Im Folgenden will ich Ihnen anhand einiger Beispiele vorführen, wie Sie mit individuellen Formeln, die Sie in Verbindung mit den Übungen des Autogenen Trainings anwenden, bestimmte Probleme angehen können.
Wir beginnen mit dem ersten Teil des Leitsatzes, also mit Anwendung und Auswirkung der Formel, die dem Problem das Beherrschende nimmt.

Hilfe bei Sprachstörungen

Wer unter einer Sprachstörung, zum Beispiel Stottern, leidet, versucht meistens, durch verstärkte Konzentration auf den Vorgang des Sprechens damit fertigzuwerden. Man denkt mehr an das Sprechen selbst als an das, was man sagen will. Weil aber der Sprechvorgang auf einem komplizierten Zusammenspiel verschiedener Muskelgruppen und einer ruhigen Atmung basiert, wird er immer störbarer, je mehr er beobachtet wird.

Selbstbeobachtung verstärkt das Problem

Sprachschulen und manche Sprachtherapien verstärken diese Selbstbeobachtung noch. Sie haben deshalb oft keinen Erfolg, weil der Stotterer noch mehr auf seine Sprachstörung achtet und unter dieser Spannung erst recht stottert.
Hier kann das Autogene Training ganz anders helfen, indem es eine Entspannung herbeiführt, in welcher der Sprachgestörte sein Problem kaum noch wahrnimmt.

Einfach nicht beachten …

▶ Wer die vier Grundübungen gut gelernt hat, nimmt sich nun vor, die Störung einfach nicht mehr zu beachten.
Die individuelle Formel lautet deshalb im ersten Teil:

Der erste Teil der individuellen Formel

Der erste Teil der individuellen Formel

Sprechen in jeder Situation gleichgültig ...

Diese Formel wird in die vollständige Tiefenentspannung hineingenommen.
(Der zweite und dritte Teil sind jetzt noch nicht wichtig.)

Viele Menschen berichten, wie ihnen diese Übung hilft. Sehr häufig war von ihnen zu hören: »Wir stottern zwar noch, aber es stört uns nicht mehr!« Das mag paradox klingen, ist aber damit zu erklären, daß durch das Sich-nicht-mehr-gestört-Fühlen eine gestörte Funktion bereits verbessert werden kann, was bei vielen Menschen zu beobachten war.

Sich nicht mehr durchs Stottern gestört fühlen

Für noch wichtiger aber halte ich, daß ein Mensch, der an einem Symptom leidet, sich selbst so helfen kann, daß er nicht mehr an seiner Störung leidet.
Kaum einer bleibt übrigens dem Autogenen Training so treu wie der Stotterer, der »funktionell Sprachgestörte«, wie wir ihn lieber nennen. Das mag daran liegen, daß diese Menschen häufig eine übergewissenhafte Persönlichkeitsstruktur haben, durch die sie ständig bestrebt sind, einen an sich weitgehend unbemerkt ablaufenden Vorgang zu kontrollieren.

Hilfe bei der Alkohol- und Nikotinentwöhnung

Auch für die große Gruppe der Gewohnheitsraucher und Gewohnheitstrinker läßt sich über das Autogene Training eine Hilfe vermitteln, die bei konsequenter Durchführung gute Erfolge zeigt.
Deutlich unterschieden werden muß allerdings zwischen zwei »Typen«:

Gewohnheit oder Sucht?

- einerseits dem Genuß- oder Gewohnheitsraucher und dem Gelegenheitstrinker, der aus dieser Abhängigkeit herauskommen will, es aber aus eigener Kraft bisher noch nicht geschafft hat;
- andererseits dem Suchtraucher oder dem süchtigen Trinker, der bereits körperlich von der Zufuhr von Nikotin oder Alkohol abhängig ist.

Nur bei den leichten Formen des Nikotin- und Alkoholkonsums wird das Autogene Trai-

WICHTIG

Suchtraucher und Alkoholiker brauchen, um zum Erfolg zu kommen, unbedingt therapeutische Hilfe – in den meisten Fällen wohl sogar die Betreuung und Geborgenheit einer Entziehung in einer Spezialklinik.

Die individuellen Formeln

ning eine gute Chance zum Erfolg bieten.

- Menschen, die gewöhnt sind, täglich Alkohol zu trinken, ohne deswegen schon »Trinker« zu sein, lernen die Grundübungen des Autogenen Trainings relativ schnell. Erst wenn sie diese Übungen sicher beherrschen, kann der erste Teil des Leitsatzes eingesetzt werden. Hier ist es die Konzentration darauf, daß Alkohol gleichgültig ist. Die vollständige Formel würde jetzt also lauten:

Die Grundübungen sind Voraussetzung!

Ruhe – Schwere – Wärme – Alkohol (Alkoholtrinken) in jeder Situation gleichgültig

- Abgewandelt auf den Gewohnheitsraucher, der sein tägliches Zigarettenquantum reduzieren oder vom Rauchen ganz loskommen möchte, lautet der erste Teil des Leitsatzes:

Zigaretten (Zigarettenrauchen) in jeder Situation gleichgültig

Vom inneren Kampf zur Gleichgültigkeit

Wie wir sehen, wird nicht die Ablehnung von Alkohol oder Zigaretten suggeriert, sondern es wird dem Betroffenen geholfen, aus der inneren Spannung des »soll ich oder soll ich nicht« herauszukommen.

Dies geschieht durch die Haltung der Gleichgültigkeit dem »Genußmittel« gegenüber, die dann nach einiger Zeit zur Alkohol- oder Zigarettenabstinenz führen kann.

Das »Genußmittel« wird unwichtig

Von Menschen, die in der hier geschilderten Weise vorgegangen sind, kann man nach einiger Zeit hören, daß die ständig präsente Alkohol- oder Zigarettenreklame ihnen nicht nur gleichgültig geworden ist, sondern daß sie gar nicht mehr in vorherigem Maße von ihnen wahrgenommen wird.

In der warmen Jahreszeit werben häufig große Plakate fürs Biertrinken. Unter einem einladenden Bild steht beispielsweise der Text: »Durst wird durch Bier erst schön.«

Wem nun mit Hilfe des Autogenen Trainings Bier und Biertrinken gleichgültig geworden ist, wird vor dieser Werbung stehen und sagen: »Ich weiß gar nicht, was das soll!« Damit drückt er sehr deutlich aus, daß die Reklame keine Gefühle mehr in ihm wecken kann – und jede Reklame appelliert vor allem an unsere Gefühle –, sondern daß sie ihm gleichgültig ist.

Die Verknüpfung mit Gefühlen entfällt

■ Wer sich also das Trinken oder das Rauchen abgewöhnen möchte, kann dies über die Übungen des Autogenen Trai-

Autogenes Training hilft, auch bei Schlafstörungen zur Ruhe zu kommen und wieder tiefen, erholsamen Schlaf zu finden.

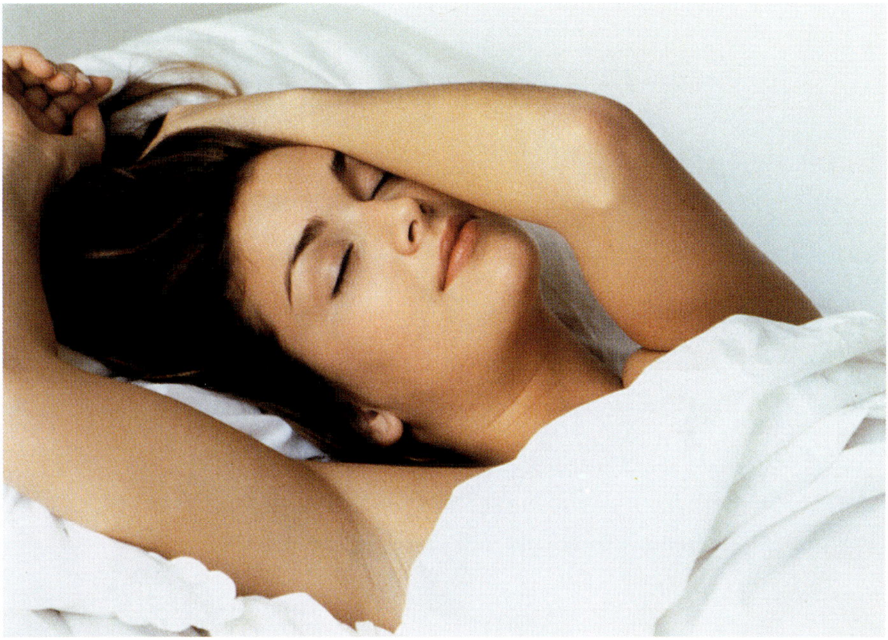

nings unter Hinzunahme der Gleichgültigkeits-Formel befriedigend erreichen. Denn er baut die gefühlsmäßige Verbindung zwischen dem Reiz und seiner Persönlichkeit ab.

Hilfe bei Schlafstörungen

Die ungemein häufigen funktionellen Schlafstörungen sind ein weiteres Anwendungsgebiet des Autogenen Trainings.

■ Durch das Autogene Training lernt der Schlafgestörte, wieder zur Ruhe zu kommen.

Das gelingt zunächst durch den Leitsatz:

Schlafen in jeder Situation gleichgültig

Das Problem loslassen

Hat sich dieser Satz schließlich als feste Vorstellung eingeschliffen, kann er verkürzt werden. Die gesamte Formel lautet dann:

Ruhe – Schwere – Wärme – Schlaf gleichgültig

Diese Übung bewirkt, daß Menschen, die nicht einschlafen können, sich nicht mehr so auf dieses Problem konzentrieren. Denn wenn man ängstlich dar-

auf wartet, einschlafen zu können, ist man so angespannt, daß man den Schlaf geradezu verhindert.
Wem Schlafen gleichgültig ist, dem ist es auch nicht wichtig, ob er leicht oder schwer einschlafen kann – er akzeptiert seine persönliche Veranlagung und hat keine negativen Gefühle mehr, wenn er ans Schlafen denkt.

Gelassen einschlafen ohne »Kampf«

Damit ist der Kampf, der wach macht, vorbei und die notwendige passive, »empfangende« Haltung erreicht, die der Schweizer Nervenarzt Dubois Ende des 19. Jahrhunderts bildhaft so ausdrückte: »Der Schlaf ist wie eine Taube, man muß nur die Hand ausstrecken. Greift man aber nach ihr, so fliegt sie davon.«

WICHTIG

Allen, die das Autogene Training zur Beseitigung einer Störung einsetzen wollen, möchte ich an dieser Stelle noch einmal ausdrücklich sagen, daß erst nach längerem, regelmäßigem Üben eine Besserung zu erwarten ist. Und auch nur dann, wenn Sie das ganze Programm der Grundübungen einwandfrei beherrschen.
Wer sich ungeduldig von Anfang an auf eine Veränderung fixiert, wird dagegen kaum Erfolg haben.

Der zweite Teil der individuellen Formel

Bisher war nur vom ersten Teil des Leitsatzes die Rede, dem Teil, mit dem man einem Reiz gegenüber gleichgültig wird und ihn damit ausschaltet.
Im zweiten Teil wird nun die Aufmerksamkeit auf ein positives Ziel gelenkt.

Ausrichtung auf ein positives Ziel

Die Konzentration umlenken

Die Formel zur Behebung einer Sprachstörung lautete anfangs: »Sprechen in jeder Situation gleichgültig«. Dabei ging es darum, sich nicht mehr so sehr auf das Sprechen an sich zu konzentrieren – das sollte gleichgültig werden.
Wer dies erreicht hat, muß sich nun darüber klar werden, was er statt dessen will. Sinnvoll ist es zum Beispiel, die Aufmerksamkeit mehr auf das Inhaltliche zu lenken:

Beispiel Sprachstörung

Sprechen gleichgültig – Inhalt wichtig

Der erste Teil der Formel kann spätestens jetzt in der Kurzform verwendet werden.
Ein Beispiel für Menschen mit Schlafstörungen: Sie haben sich

Beispiel Schlafstörung

gesagt, daß Ihnen »Schlafen gleichgültig« ist und wollen statt dessen vor allem zur Ruhe kommen, zu der Ruhe, die dem Schlaf vorausgeht. Ihre individuelle Formel könnte also heißen:

Schlafen gleichgültig – Ruhe wichtig

Ihre persönliche Formel – zweiter Teil

....

....

Der dritte Teil der individuellen Formel

Jede individuelle Formel hat einen dritten Teil: die Aussage, wie man zu einem neuen Verhalten kommen will.
Zu diesem Zweck sollten Sie jetzt überlegen, welche Eigenschaften Sie gerne besitzen würden. Schreiben Sie spontan die Begriffe auf, die Ihnen dazu einfallen:

Welche Eigenschaften würden Sie gerne besitzen?

....

....

....

....

Positive Eigenschaften finden

Negative Begriffe »umpolen«

Anschließend können Sie die wichtigsten Eigenschaften auswählen. Dabei sollten Sie alle Begriffe umformulieren, die mit »Un-« oder »Ent-« anfangen, zum Beispiel »Unbefangenheit« oder »Entspannung«, denn diese Wörter enthalten negative Vorsilben (Un-, Ent-), mit denen man kein positives Verhalten aufbauen kann.
Positiv dagegen würde die bildhafte Vorstellung von »Gelöstheit« wirken. Auch Angst ist ein Begriff, der niemals in einem Leitsatz auftauchen sollte. Ist jemandem vielleicht spontan eingefallen, daß er »keine Angst mehr haben möchte«, so sollte er das in positive Begriffe wie »Mut« oder »Selbstvertrauen« umformen.

Typische Wünsche

Den meisten Menschen fallen folgende Wörter ein: Mut, Selbstvertrauen, Selbstsicherheit, Geborgenheit, Gelöstheit, Gleichmaß, Abstand.

Einfache Worte, monotoner Rhythmus

Es kommt nun aber darauf an, solche Wörter zu vereinfachen und ihnen damit eine gewisse Monotonie (und zugleich Präzision) zu verleihen, denn, wie

man aus religiösen Gesängen weiß: Je einfacher die Aussage und je einfacher die Melodie, desto besser dringt sie ins Unterbewußtsein.
Dazu wählen Sie aus Ihrer Eigenschafts-Wunschliste die Begriffe, die Ihnen besonders wichtig sind.

Ihre persönliche Formel – dritter Teil

....

....

....

TIP!
Um Ihren persönlichen Leitsatz zu finden, gehen Sie in drei Schritten vor:
1 Sie legen fest, was Ihnen gleichgültig werden soll: »... in jeder Situation gleichgültig –«
2 Sie benennen, was stattdessen wichtig werden soll: »– ... wichtig –«
3 Sie formulieren die Eigenschaften, die Sie sich wünschen, um Ihr Ziel zu erreichen, und das möglichst knapp, bildhaft und positiv: »– durch ...«.

Notieren Sie »Ihre« Formel:

Ihre vollständige persönliche Formel

....

....

....

....

Der vollständige Leitsatz

Wollen Sie Ihre Sprachstörungen durch mehr Selbstsicherheit besiegen? Dann könnte Ihre individuelle Formel lauten:

Beispiele

**Sprechen gleichgültig –
Inhalt wichtig –
durch Mut, Sicherheit und Selbstvertrauen**

Wollen Sie bei Schlafstörungen die Ruhe erreichen, die sich vor dem Einschlafen einstellen soll? Durch mehr Gelassenheit? Dann lautet Ihre Formel:

**Schlaf gleichgültig –
Ruhe wichtig –
durch Gelassenheit und Abstand**

Hilfe bei Alltagsproblemen

Selbstverständlich gibt es auch Alltagsprobleme, bei denen kein direkter Störreiz ausgeschaltet werden muß. Auch sie sind mit Hilfe des Autogenen Trainings und Hinzunahme der individuellen Formeln leichter zu meistern.
Nehmen wir als Beispiel eine Prüfung oder eine schwierige

In Prüfung oder Beruf bestehen

berufliche Situation: Das Ziel, die Prüfung zu bestehen oder das berufliche Problem zu bewältigen, ist dabei klar. Hier helfen Leitsätze wie:

**Ich schaffe es
mit Mut, Abstand
und Gelassenheit**

Sich durchsetzen

Bei Menschen mit Schwierigkeiten, sich zu behaupten oder durchzusetzen, haben sich folgende Leitsätze sehr bewährt:

**Ich gehe meinen Weg
mit Mut, Sicherheit
und Selbstvertrauen**

Der Leitsatz kann aber auch lauten:

**Ich vertrete mein Recht
mit Nachdruck, Offenheit und
Augenmaß**

In jedem dieser Leitsätze ist zunächst eine Zielvorstellung ausgesprochen, die dann verstärkt wird, indem individuell erarbeitete innere Einstellungen und Persönlichkeitsanteile benannt werden.

Nicht mehr schnarchen

Manchmal geht es sogar noch einfacher. Nehmen wir das ebenso lästige wie weitverbreitete Problem des Schnarchens. Wie viele Partnerschaften und Ehen sind darüber nicht schon in ernste Schwierigkeiten geraten oder gar auseinandergegangen. Hier bewährt sich der Leitsatz:

**Auf der Seite (auf dem Bauch)
schlafe ich ruhig und fest**

Kurzformel für Prüfung oder Beruf

Im Fall von Prüfungsschwierigkeiten oder von Problemen am Arbeitsplatz genügt oft sogar der Leitsatz:

**Konzentration
durch Abstand**

Viele Beispiele ließen sich noch anführen, letztlich kommt es aber auf die individuelle Erarbeitung und die persönliche Ausgestaltung des Leitsatzes an.

»Vier goldene Regeln«

Sie werden sicher Ihre individuellen Formeln finden, für jedes Problem. Denken Sie dabei immer daran:

- Bitte nur positive Begriffe verwenden.
- Je knapper und einfacher, desto besser.
- So monoton und rhythmisch wie möglich.
- Erst anwenden, wenn Sie die Selbstversenkung (Seite 61) wirklich beherrschen.

Der letzte Punkt ist besonders wichtig. Wer die Übungen der Ruhe, Schwere und Wärme noch nicht beherrscht, kann auch sein Unterbewußtsein noch nicht recht mit der individuellen Formel erreichen: Also regelmäßig üben!

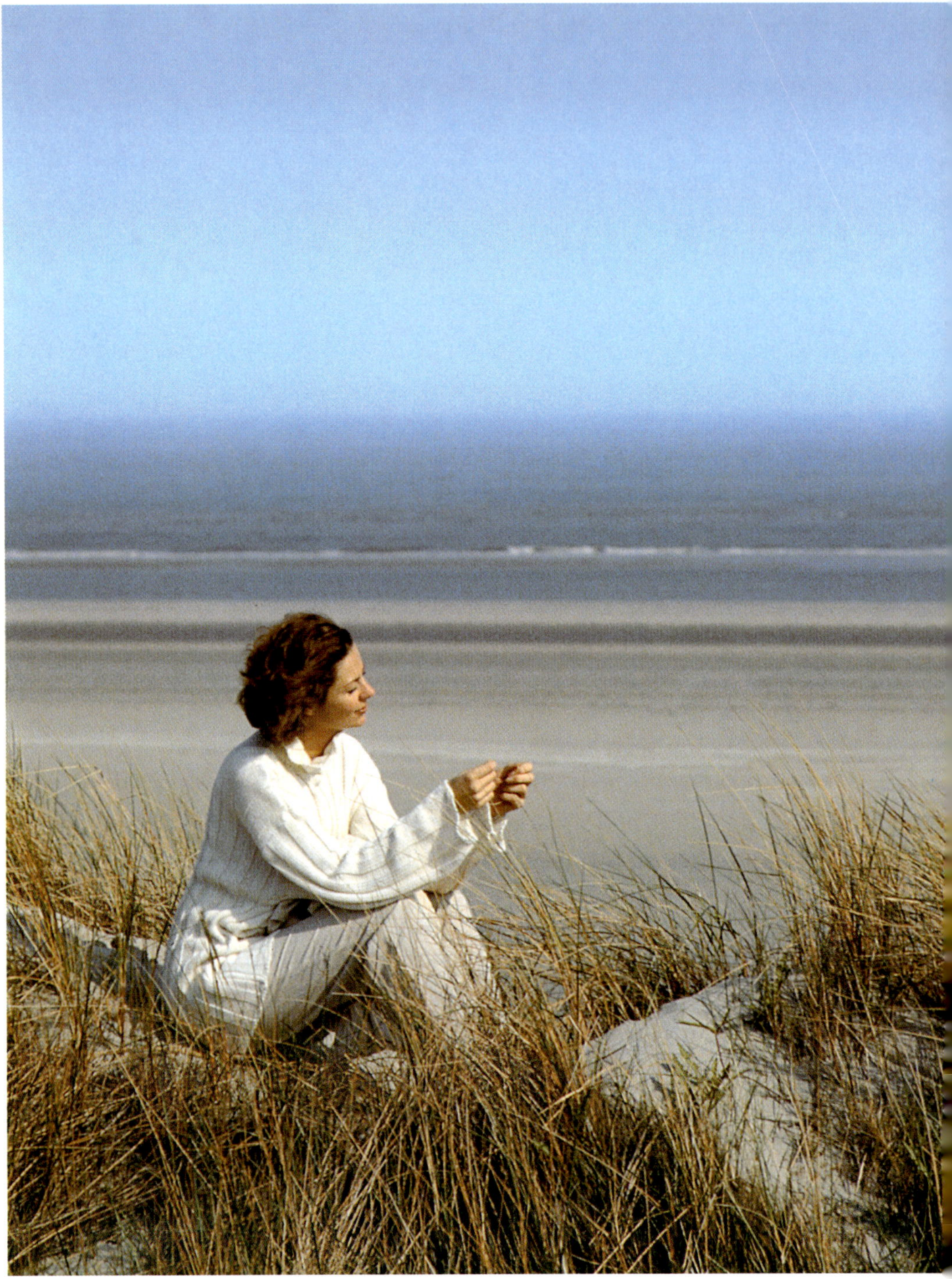

Autogenes Training als Therapie

Die Übungen der Grundstufe sind eine hervorragende Vorsorgemaßnahme. Und sie helfen, in Kombination mit individuellen Formeln, bei manchen Alltagsbeschwerden. Sobald Beschwerden jedoch in ärztliche Behandlung gehören, ist auch das Autogene Training Sache des Arztes. Das heißt, Sie sollten dann keinesfalls ohne fachkundige Anleitung und Überwachung üben. Wird das Autogene Training richtiggehend als Therapie eingesetzt, ist es sehr hilfreich bei vielen Beschwerden und Krankheiten, die mit Verspannungen, mit dem Herz-Kreislauf-System und/oder mit seelischen Ursachen zusammenhängen.

Stärkung der Selbstheilungskräfte

von Prof. Dr. med. Karl Mann

Autogenes Training als Therapie

Bei welchen Erkrankungen und Symptomen kann das Autogene Training als Therapie vom Arzt eingesetzt werden?
Unabdingbare Voraussetzung ist die sachkundige Vermittlung dieser Entspannungsmethode, wenn die im folgenden beschriebenen Krankheiten mit ihr behandelt werden sollen. Wird das Autogene Training aus medizinischen Gründen eingesetzt, erfordert das in allen Fällen die strenge ärztliche Überwachung und schließt damit ein selbständiges Erlernen per Buch selbstverständlich aus.

Vielfältige Einsatzmöglichkeiten

Mit Autogenem Training, einem »Breitbandtherapeutikum« erster Ordnung, kann eine Vielzahl von Störungen und Krankheiten behandelt werden: Oft ist es die Therapie der Wahl, die die Krankheit »an der Wurzel« behandelt wie bei den funktionellen Störungen. Es kann bei psychosomatischen Krankheiten gleichrangig neben anderen psycho- und körpertherapeutischen Maßnahmen stehen. Auch zur Linderung von Schmerzen wird es, andere Behandlungsmethoden unterstützend, eingesetzt, zum Beispiel bei Rheuma. Immer wird es auch der Verminderung von Ängsten dienen, die jede Krankheit mit sich bringt.

Oft müssen Körper *und* Seele behandelt werden

Wir wissen heute, daß 30 bis 50 Prozent der Patienten, die einen niedergelassenen Arzt aufsuchen, neben der körperlichen auch eine seelische Behandlung brauchen.
Die zukunftsorientierte, die moderne Medizin stellt daher psychosomatische und psychotherapeutische Verfahren immer häufiger gleichrangig neben ihre naturwissenschaftlichen Methoden. Und sie versucht

WICHTIG

Das Autogene Training in der vereinfachten Form, wie sie in diesem Buch vorgestellt wurde, kann von Gesunden selbständig erlernt und ausgeübt werden. Das »ausführliche« Autogene Training nach Professor Schultz (Seite 14) darf dagegen nur vom Arzt eingesetzt werden und ist dann eine überaus wirkungsvolle Behandlungsmethode. Der Arzt stellt die Diagnose, bestimmt, ob diese Methode dem Patienten hilft, und überwacht den Erfolg. Das bedeutet auch: Bei Krankheit darf Autogenes Training nicht selbständig erlernt und ausgeübt werden.

immer intensiver, Entspannungsmethoden, die die Selbstheilungskräfte der Patienten stärken, schon als Vorsorgemaßnahmen einzusetzen, ohne dabei das Autogene Training als »Allheilmittel« unkritisch zu verkennen.

In der Vorsorgemedizin

Streßabbau schützt vor Krankheit

Große Hilfe bei Streß

Eine Studie (Schrapper/Mann, Literaturhinweis Seite 92) zeigt, daß autogen trainierte Menschen selbstsicherer, aktiver, stärker nach außen orientiert, besser gestimmt und eindeutig weniger deprimiert, ängstlich oder erregt waren als vergleichbare Versuchspersonen, die das Autogene Training nicht beherrschten und durchführten.

Nimmt man noch die nachweisliche Entspannung der Muskulatur und der Gefäße sowie die bereits dargestellten Leistungen im Hinblick auf eine individuelle Persönlichkeitsfindung (Seite 63) hinzu, so ist die Bedeutung des Autogenen Trainings als Hilfe bei der Bewältigung von Problemen und Belastungen des Alltags leicht zu verstehen.

Für das körperlich-seelische Gleichgewicht

Der autogen Trainierte leidet im Vergleich zu einem Menschen, der das Autogene Training nicht praktiziert, weniger unter »Streß« – hier so verstanden, daß belastende Umweltfaktoren unterschiedlichster Art ihm weniger anhaben können. Es gelingt ihm, sein körperlich-seelisches Gleichgewicht besser zu wahren beziehungsweise nach Überlastung schneller wiederherzustellen. Hieraus erklärt sich der große Stellenwert des Autogenen Trainings in der Psychohygiene und der Vorsorgemedizin.

Herzkrankheiten vorbeugen – Risikofaktoren ausschalten

Autogenes Training kann zur Vorbeugung, aber auch zur Unterstützung der Behandlung von koronaren Herzerkrankungen sehr wirkungsvoll eingesetzt werden. Seit Jahren stehen diese Erkrankungen der Herzkranzgefäße an der Spitze der Statistiken von Krankheitshäufigkeiten und Todesursachen.

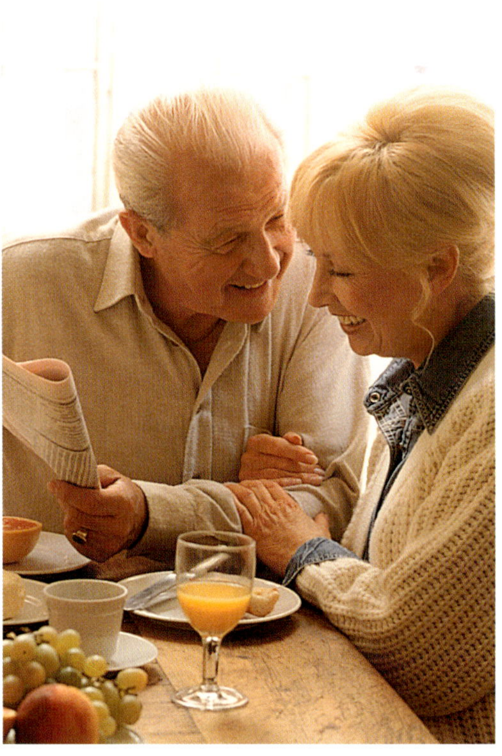

Bei immer mehr Menschen treten Angina pectoris (Brustenge) und Herzinfarkt auf – an diesen Erkrankungen sterben heute bereits mehr Männer im Alter von über 45 Jahren als an allen Krebsformen und anderen bösartigen Geschwulsten zusammengenommen.

Die Risikofaktoren für Herzerkrankungen

Viele Studien haben gezeigt, daß die »Risikofaktoren« bei der Entstehung der koronaren Herzerkrankungen eine entscheidende Rolle spielen.

Unter Risikofaktoren verstehen wir sowohl verschiedene körperliche Schädigungsmechanismen, die eine Entstehung bestimmter Krankheiten begünstigen, als auch bestimmte krankmachende Verhaltensweisen oder Lebensbedingungen – vom Bewegungsmangel über falsche Eß- und Trinkgewohnheiten bis hin zu andauerndem Leistungsdruck und dem daraus resultierenden Sich-ständig-überfordert-Fühlen.

Wer bis ins hohe Alter gesund und fit bleiben will, kann im Autogenen Training optimale Unterstützung finden.

Schwerwiegende Risikofaktoren für Herzerkrankungen: Der Bluthochdruck (Hypertonie, Seite 82), das Zigarettenrauchen und das Übergewicht in Verbindung mit erhöhten Blutfettwerten. Viele der Erkrankten zeigen zudem vermehrt aggressiv-ehrgeiziges Verhalten bei gleichzeitiger starker innerer Anspannung.

Ein Risikofaktor allein bedeutet nicht unbedingt eine ernsthafte Bedrohung für die Gesundheit; kommen jedoch zwei oder gar drei Risikofaktoren zusammen, was sehr häufig der Fall ist, dann muß dies in jedem Fall als eine starke gesundheitliche Gefährdung gesehen werden.

Das Autogene Training bietet eine ausgezeichnete Möglichkeit, den Risikofaktoren einerseits vorzubeugen und andererseits therapeutisch auf sie einzuwirken.

So wirkt Autogenes Training vorbeugend und lindernd

Bluthochdruck

Ein psychoreaktiv erhöhter Blutdruck, also ein Bluthochdruck, der nicht durch Krankheiten oder Funktionsstörungen von Organen verursacht ist, wird nachweislich und dauerhaft gesenkt (Seite 81).

Rauchen

Zigarettenrauchen kann durch die Haltung der Gleichgültigkeit (Seite 67) zunächst vermindert, schließlich aufgegeben werden.

Übergewicht und erhöhte Blutfettwerte

Übergewicht resultiert nicht selten aus einer psychischen Fehlhaltung. Vereinfacht könnte man sagen, daß viele Menschen versuchen, innere Anspannung und Angst durch übermäßiges Essen – wie auch durch zuviel Alkohol – abzubauen.

Autogenes Training führt zu innerer Ausgeglichenheit mit harmonischem Wechsel von Anspannung und Entspannung und somit zum Abbau von Angst (Seite 63). Diese »neue innere Ausgeglichenheit« macht nicht nur unabhängiger von übermäßiger, körperlich nicht erforderlicher Nahrungszufuhr, sondern baut oft krankhaften Ehrgeiz und das daraus resultierende aggressive Verhalten ab.

Einfluß auf Psyche und Körper

Blutfette, die dem Organismus als Energielieferanten und Baustoffe dienen, werden zum einen Teil mit der Nahrung aufgenommen, zum anderen vom Körper aufgebaut. Durch Zuführung von zuviel Fetten mit der Nahrung oder infolge einer Fettstoffwechselstörung steigen die Blutfette an. Ein dauernd erhöhter Gehalt bestimmter Blutfette kann Degenerations- und Alterungsprozesse in den Blutgefäßen auslösen und beschleunigen. Und das bedeutet auch für die Herzkranzgefäße ein erhöhtes Risiko.

Erhöhte Blutfettwerte können durch Autogenes Training gesenkt werden. In einer Untersuchung (M. Carruthers, Literaturhinweis Seite 92) hatten die Testpersonen nach Autogenem Training deutlich gesenkte Blutfettwerte.

Vorbeugendes Gefäßtraining

Hält die Gefäße jung

Die bereits beschriebene gefäßerweiternde Potenz des Autogenen Trainings (Seite 48) schließlich bewirkt ein regelmäßiges Gefäßtraining, das dem Entstehungsmechanismus vieler Erkrankungen entgegenwirkt. Denn solcherart trainierte Gefäße widerstehen Degenerations- und Alterungsprozessen besser als untrainierte.

Bei Beschwerden mit seelischer Ursache

Funktionelle Störungen

Seelisch bedingte Beschwerden ohne Organschädigung

Zur Behandlung von funktionellen Störungen ist das Autogene Training das »Mittel der Wahl«. Denn meist handelt es sich hier um seelisch bedingte körperliche Fehlregulationen ohne nachweisbare Organschädigung.
Eine zentrale Rolle für diese Fehlregulationen spielt die erhöhte Irritierbarkeit oder eine Fehlsteuerung des vegetativen Nervensystems. Das bei funktionellen Störungen verschobene Gleichgewicht im vegetativen Nervensystem (Sympathikus-Parasympathikus, Seite 9) wird durch das Autogene Training mit seiner entspannenden Wirkung wieder stabilisiert.

Psychosomatische Krankheiten

Wenn ein Organ betroffen ist

Sobald zu einer funktionellen Störung eine Organschädigung hinzukommt, wenn also die psychisch bedingte Krankheit in einer Organschädigung nachweisbar wird, sprechen wir von den psychosomatischen Krankheiten im engeren Sinne.
Meist geht der psychosomatischen Erkrankung eines Organs, zum Beispiel einem Magengeschwür, ein auslösendes Ereignis in Verbindung mit einer sogenannten Schicksalssituation voraus. Aus diesem Grunde genügt es in der Regel nicht, das Autogene Training allein als Therapie einzusetzen. Vielmehr sind intensive aufdeckende Gespräche zwischen Patient und Arzt zusätzlich ebenso notwendig wie geeignete körperliche Behandlungsmaßnahmen, zum Beispiel Medikamente.

Kombination aus seelischer und körperlicher Behandlung

Ein Verfahren wie die »gestufte Aktivhypnose« kombiniert das Autogene Training mit gewissen hypnotischen Elementen; so ist der Patient schließlich in der Lage, Selbsthypnosen durchzuführen. Parallel hierzu wird – gemeinsam mit dem Patienten – eine Analyse der Begleiterscheinungen seiner Erkrankung und seiner Lebensumstände erstellt. Schließlich folgt, ähnlich wie bereits geschildert (Seite 63), die Erarbeitung eines Wandspruchartigen Leitsatzes. Zuletzt werden die in diesem Leitsatz zusammengefaßten Ergebnisse der analysierenden Gespräche mit der inzwischen erlernten

Selbsthypnose kombiniert zu einer »zweigleisigen Psychotherapie«. Diese mehrdimensionale Methode hat sich in der Therapie psychosomatischer Krankheiten außerordentlich gut bewährt, sowohl in der stationären als auch in der ambulanten Behandlung. Von anderen Psychotherapierichtungen hebt sie sich vorteilhaft vor allem durch ihre vergleichsweise kurze Dauer und ihr pragmatisches Vorgehen ab.

Bewährte »mehrdimensionale« Methode

Im folgenden möchte ich Ihnen einige Beispiele funktioneller Störungen und psychosomatischer Krankheiten geben, bei deren Behandlung das Autogene Training wirkungsvoll eingesetzt werden kann. Nicht immer lassen sich die Grenzen zwischen beiden scharf ziehen; vielmehr kann es im Einzelfall durchaus zu fließenden Übergängen kommen.

Zu hoher und zu niedriger Blutdruck

Bluthochdruck

Nach amerikanischen Untersuchungen leiden etwa 20 Prozent der erwachsenen Bevölkerung an Bluthochdruck (Hypertonie). Bei etwa vier Fünftel läßt sich hierfür keine organische Ursache finden – das heißt, daß diese Menschen an der *essentiellen Hypertonie* leiden.

Auslösungsfaktoren

An der Entstehung dieser Hochdruckform scheinen verschiedene zum Teil noch unbekannte Faktoren von unterschiedlicher Wertigkeit mitzuwirken. Wissenschaftlich gesichert ist die Tatsache der erblichen Anlage. Zu den Auslösungsfaktoren, die eine Ausbildung und die Entwicklung dieser Krankheit begünstigen können, gehören sicher Übergewicht, hoher Salzverzehr und, unter bestimmten Bedingungen, schädigende Umwelteinflüsse. Lärmbelästigungen, Fließbandmonotonie, »Managertum«, Leistungsdruck, Existenzangst – das sind Begriffe zur Kennzeichnung derartiger Negativeinflüsse.

Daß der Bluthochdruck als Risikofaktor für Herzinfarkt anzusehen ist, wurde bereits gesagt (Seite 79), auch die Entwicklung der Gefäßverkalkung (Arteriosklerose) wird durch Hypertonie beschleunigt und ein Hirnschlag (Apoplex) kann die direkte Folge sein.

Bei regelmäßig durchgeführtem Autogenem Training sinkt der bei der Hypertonie erhöhte Blutdruck, abhängig vom Ausgangswert, allmählich um rund 40 mm Hg in seinem oberen (systolischen) Wert; in dem unteren (diastolischen) Wert beträgt die durch-

Die Natur heilt … Im Autogenen Training üben wir unsere natürliche Fähigkeit, allein mit der Kraft der Gedanken Körper und Seele zu beeinflussen. Da werden Medikamente oft überflüssig.

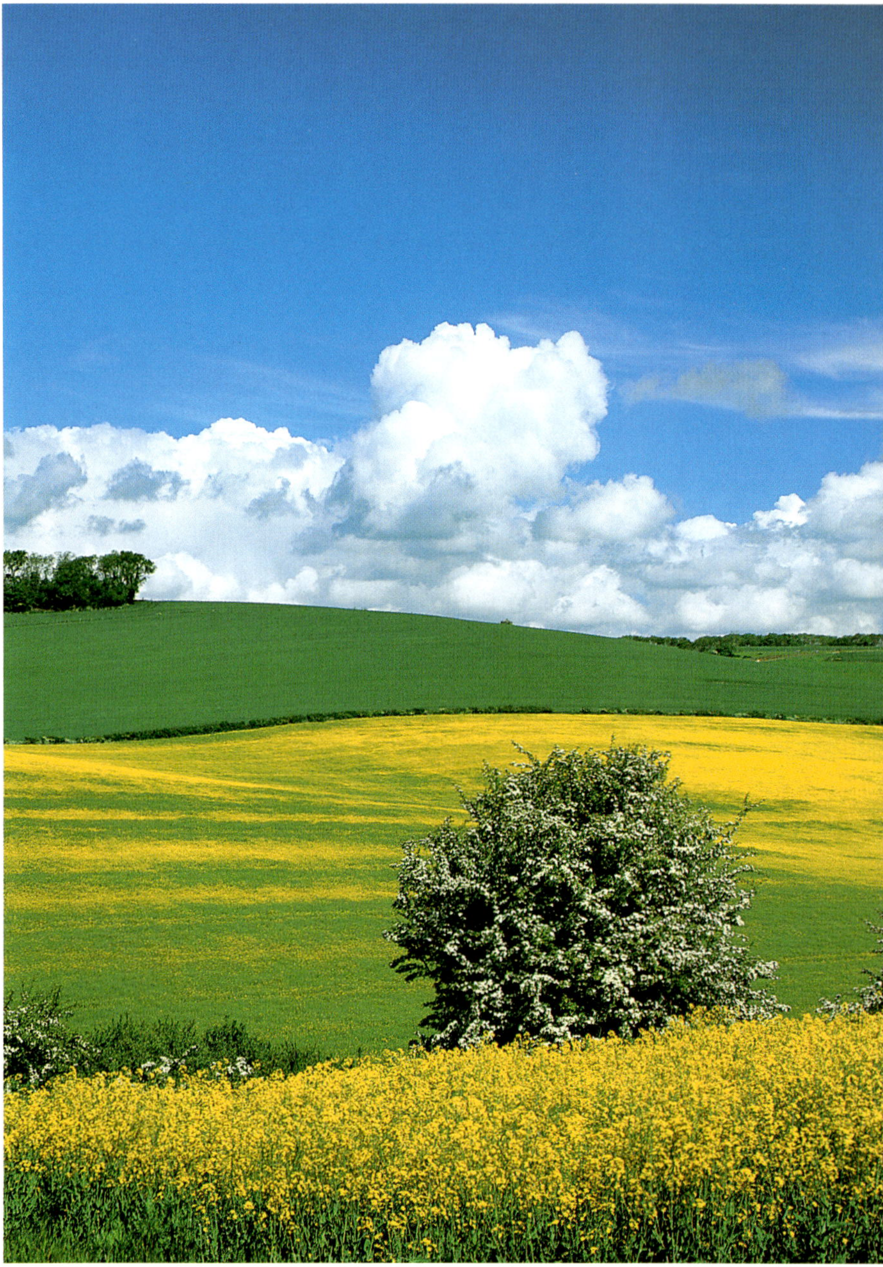

schnittliche Blutdrucksenkung etwa 20 mm Hg. Für diese in den meisten Fällen sehr wesentliche Senkung ist unter anderem der gefäßtrainierende Effekt des Autogenen Trainings verantwortlich (Seite 48).

Zu niedriger Blutdruck

Auch ein zu niedriger Blutdruck (Hypotonie), der zwar nicht lebensbedrohend ist wie der Bluthochdruck, sich jedoch für den Betroffenen sehr unangenehm in Schwindelattacken oder gar Ohnmachtsanfällen äußern kann, läßt sich durch Autogenes Training beheben. Ebenso die Durchblutungsstörungen an Händen und Füßen (Seite 52).

Autogenes Training reguliert also den psychisch bedingten zu hohen und den zu niedrigen Blutdruck auf normale Werte.

Asthma

Asthma gehört, ebenso wie der Bluthochdruck, zu den sogenannten Volkskrankheiten; 1 bis 7 Prozent der Bevölkerung leiden an dieser Erkrankung der Bronchien.

Mehrere Faktoren wirken zusammen

Unter anderen wirken entzündliche, allergische, seelische und sicher auch Erbfaktoren bei seiner Entstehung zusammen.

Neben einer Schleimhautschwellung und vermehrter Schleimbildung in den Bronchien kommt es zu einer massiven Verkrampfung der unwillkürlichen Bronchialmuskulatur. Dies führt zu quälenden Anfällen von Atemnot.

Vor allem die Ausatmungsphase, ein passiver Vorgang (Seite 58), ist erschwert: Die Atemluft, die ein Asthmakranker durch das bei ihm mit Schleim verlegte Röhrensystem der Bronchien unter Einsatz aller zur Verfügung stehenden Muskeln in die Lunge eingeatmet hat, kann nicht mehr vollständig – passiv – herausströmen. Sie muß vielmehr gegen den Widerstand der verengten Bronchien mit Muskelkraft herausgepreßt werden. Das Gefühl, während eines Anfalls wie ein Ball aufgepumpt zu sein, ist sicher auch ein Grund dafür, daß der Asthmakranke den nächsten Anfall fürchtet – Angst wiederum hat Muskelverkrampfung zur Folge.

So hilft Autogenes Training

Mit Hilfe des Autogenen Trainings kommt es zur Entspannung der Bronchialmuskulatur. Durch Einüben der Atemeinstellung (Seite 60) gewinnt der Atemvorgang allmählich seinen selbständigen Charakter zurück. Gezielte Übungen mit speziellen Formeln können zusätzlich eine Abschwellung der Schleimhaut und damit eine

Verminderung des in den Bronchien abgelagerten Schleims bewirken. Die Angst des Asthmakranken vor seinem nächsten Anfall kann abgebaut werden.
Zum Erlernen des Autogenen Trainings bedarf der Asthmakranke unbedingt der Unterweisung durch einen erfahrenen Arzt. Häufig wird diese Unterweisung sogar unter stationären Bedingungen erfolgen müssen.

Teil einer umfassenden Asthmatherapie

Natürlich ist Asthmakranken mit Autogenem Training allein nicht geholfen; es gibt schwere und leichtere Ausprägungen dieser Erkrankung; nicht jeder Patient lernt, einem drohenden Asthmaanfall mit Hilfe des Autogenen Trainings entgegenzuwirken. In jedem Fall kann diese Methode aber als Teil der Asthmatherapie gelten, bei der die medikamentöse sowie die krankengymnastische Behandlung einen großen Stellenwert einnehmen.

Rheuma

Hauptsymptom Schmerz

Sowohl bei der rheumatischen Gelenkentzündung (chronische Polyarthritis) und dem akuten Gelenkrheumatismus als auch bei dem sogenannten Weichteilrheumatismus spielen Schmerzen, eine erhöhte Muskelspannung und Schwellungen der Gelenke die zentrale Rolle im Krankheitsgeschehen. Das wichtigste bei der Behandlung der rheumatischen Erkrankungen ist die Bewegung. Wie aber kann ein Mensch dazu motiviert werden, die notwendige Gymnastik und speziell die Übungen für das erkrankte Gelenk Tag für Tag durchzuführen, wenn ihm bereits das Heben des Armes oder nur ein Schritt Schmerzen bereitet? Bei schweren Verlaufsformen der Erkrankung muß der Arzt mit Hilfe von Schmerzmitteln seinem Rheumapatienten die Bewegung erträglich machen, immer jedoch sollte versucht werden, ohne viele Schmerzmittel auszukommen.

Wesentliche Hilfe

Das Autogene Training mit seiner muskelentspannenden, gefäßerweiternden und schmerzlindernden Wirkung kann dem Patienten eine wesentliche Hilfe vermitteln.

Herzbeschwerden

Im folgenden eine kurze Zusammenstellung weiterer Funktionsstörungen und Erkrankungen, bei deren Behandlung das Autogene Training erfolgreich eingesetzt werden kann: funktionelle Herzbeschwerden wie Herzjagen, Herzrasen, Herzstolpern, die Angina pectoris (die »Brustenge«) und der Herzinfarkt (Seite 77).

Wichtig nach dem Herzinfarkt

Vor allem nach dem Herzinfarkt kann Autogenes Training sehr wichtig sein (siehe aber Seite 90). Jeder Infarktpatient lebt zunächst in Angst vor einem Reinfarkt. Hinzu kommt bei vielen Patienten gerade nach diesem Ereignis Existenzangst, die Angst, im beruflichen oder persönlichen Bereich zu »versagen«. Die innere Ausgeglichenheit, die ihm das Autogene Training vermittelt, kann dem Patienten helfen, diese Angst abzubauen und die notwendige Umstellung seiner Lebensweise leichter zu bewältigen.

Nur in Absprache mit dem Arzt

Autogenes Training sollte aber stets erst nach Rücksprache mit dem Arzt und natürlich, wie bei allen in diesem Kapitel beschriebenen Krankheiten, unter sachkundiger Vermittlung erlernt werden.

Magen-Darm-Beschwerden

Wirkungsvoll als ergänzende Behandlung

Auch bei chronischer Magenentzündung (Gastritis), bei Magen- und Dünndarmgeschwüren, bei Reizkolon sowie bei Dünndarmentzündung (Illeitis terminalis), bei der geschwürigen Dickdarmentzündung (Colitis ulcerosa) sowie unter Umständen bei chronischer Verstopfung kann die Behandlung durch Autogenes Training wirkungsvoll ergänzt werden, außerdem bei Beweglichkeitsstörungen der Speiseröhre (Globusgefühl, Luftschlucken).

Weitere psychosomatische Beschwerden

Immer, wenn die Ursache im seelischen Bereich liegt

Auch bei Kopfschmerzen, psychogenen Schulter-, Kreuz- und Rückenschmerzen, bei Schlafstörungen (Seite 69) und verschiedenen Störungen der Sexualität wie psychogene Impotenz, vorzeitige Ejakulation, Vaginismus, Regelschmerzen kann Autogenes Training in die Behandlung einbezogen werden, sowie bei muskulärem Schiefhals, Schreibkrämpfen, allergischen Erkrankungen, Hautekzem und funktionellen Blasenbeschwerden.

Die Möglichkeit der Therapie mit Autogenem Training des funktionell Sprachgestörten (Stotterers) wurde bereits ausführlich dargestellt (Seite 66).

■ Zum Schluß sei ein Satz von Professor Langen zitiert:
Nicht jede Krankheit, die psychosomatisch sein kann, ist es auch!

Hilfe bei seelischen Störungen (»Neurosen«)

Grundsätzlich ist das Autogene Training bei allen Formen von seelischen Störungen als Therapie zu empfehlen. Es hängt jedoch weitgehend vom Einzelfall ab, mit welchen psychotherapeutischen Methoden es kombiniert wird.
Die folgende Zusammenstellung soll nur einen groben Überblick über die wichtigsten seelischen Störungen geben:

Die wichtigsten Diagnosen

- Abnorme seelische Reaktionen (Fremdneurosen), zum Beispiel depressive Erlebnisreaktionen, Konfliktreaktionen, wie sie bei Studium und Prüfung auftreten können.
- Abnorme seelische Entwicklungen (Rand- und Schichtneurosen), zum Beispiel Phobien, Zwangssyndrome – wobei die Wirksamkeit des Autogenen Trainings jedoch meist eingeschränkt ist –, hysterische Syndrome und andere.
- Abnorme Persönlichkeitsentwicklungen – Persönlichkeitsstörungen (Kern- oder Charakterneurosen), wie sie beispielsweise bei selbstunsicheren, hypochondrischen und depressiven Persönlichkeiten vorliegen.

Obwohl die folgenden Verhaltensweisen an sich keine Erkrankungen sind, liegt ihnen häufig eine neurotische Anlage zugrunde; das Autogene Training kann hier ebenso stabilisierend wirken wie bei den anderen psychischen Problemen:

- Sexuelle Verhaltensabweichungen,
- Alkoholmißbrauch,
- Medikamenten- und Drogenabhängigkeit.

In der Schmerztherapie

Schmerz ist immer sowohl ein körperliches als auch ein seelisches Geschehen zugleich. (D. Langen)
Die außerordentlich komplexe Natur des Schmerzes soll hier nicht ausführlich erörtert werden – nur auf einige wichtige Dinge möchte ich hinweisen.
Schmerz ist mit naturwissenschaftlichen Methoden nicht vollständig erfaß- oder meßbar. Immer ist er zusammengesetzt aus einem

Schmerz ist ein komplexes Geschehen, und jeder empfindet ihn anders. Autogenes Training hilft mehrgleisig durch körperliche und geistige Entspannung.

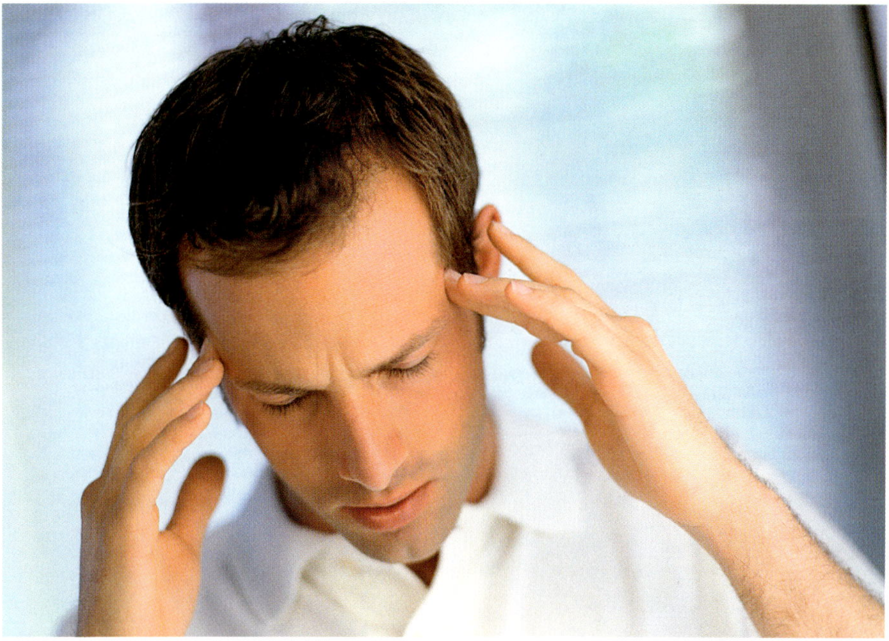

schmerzverursachenden Reiz als »Sender« und dem Bewußtsein des Betroffenen als »Empfänger«. Die Schmerzempfindlichkeit, die Reizschwelle für einen Schmerz, ist individuell verschieden. Außerdem schwankt die Fähigkeit eines Menschen, Schmerzen zu ertragen, mit seiner jeweiligen seelischen Verfassung. Ist das Allgemeinbefinden schlecht, die seelische Verfassung labil, dann kann ein Schmerz intensiver empfunden werden als in einer Phase ausgeglichener Gelassenheit und guter körperlicher Verfassung. Auch die Tageszeit spielt beim »Schmerzerlebnis« eine Rolle. Auf einen so starken Reiz, wie er ausgelöst werden kann durch Schmerz, reagiert unter anderem das vegetative Nervensystem (Seite 9) mit Atembeschleunigung, Anstieg der Herzfrequenz und Schweißausbruch.

Schmerzwahrnehmung hängt von vielen Faktoren ab

Die nachweisliche therapeutische Wirkung des Autogenen Trainings bei verschiedenartigen Schmerzen läßt sich vor allem durch zwei Mechanismen erklären:

- Psychologisch: Wie bereits erklärt, führt das Autogene Training zu einer Einengung des Bewußtseins (Seite 38). Es gelingt dem Übenden zunehmend, seine Gedanken auf einen selbstgewählten

Autogenes Training wirkt auf zwei Ebenen

Punkt zu fixieren; alle übrigen Gedanken und Wahrnehmungen geraten dabei ins Halbdunkel – so auch der Schmerz. Das Beispiel von der allmählichen Abdunkelung einer Bühne, auf deren Mitte ein hellstrahlender Punktscheinwerfer gerichtet ist, erläutert das Prinzip sehr anschaulich (Seite 38).

- Physiologisch: Die Muskelentspannung führt zu einer Abnahme der zentripetalen Weckreaktion (Seite 57), hierdurch wird der allgemeine Wachheitsgrad (Vigilanz) gesenkt.

Dies wiederum wird bestimmten Gehirnzentren (Thalamus, limbisches System) mitgeteilt, wo der Sitz der Schmerzempfindung und der gefühlsmäßigen (affektiven) Schmerzwahrnehmung und -verarbeitung angenommen wird. Die affektive Resonanzdämpfung (Seite 10) des Autogenen Trainings führt zu einer »Entkoppelung« des Schmerzerlebnisses – subjektive Schmerzempfindung und Schmerzlokalisation werden »entflochten«.

Jemand, der Schmerzen empfindet – so läßt sich dies vereinfacht erklären –, könnte nach dem Erlernen des Autogenen Trainings sagen: »Ich spüre den Schmerz zwar noch, aber er tut mir nicht mehr so weh«.

Narkose und Schmerzlinderung

Die schmerzlindernde Wirkung des Autogenen Trainings spielt vor allem in der Anästhesie (Ausschaltung der Schmerzempfindung durch Narkose) und bei der Analgesie (Aufhebung der Schmerzempfindung) eine Rolle; bei Gabe von Narkosemitteln und gleichzeitiger Anwendung von Autogenem Training werden weniger Medikamente zur Schmerzausschaltung gebraucht.

Schmerzmittel können reduziert werden

Zahnschmerzen lassen sich durch Autogenes Training ebenso vermindern oder beheben wie verschiedene Formen von Kopfschmerzen. Vor allem beim Spannungskopfschmerz führt das Autogene Training auch aufgrund seiner Gefäßwirksamkeit sehr häufig zu Schmerzfreiheit.

Vor allem aber chronische Schmerzzustände, die eine langfristige Einnahme von hochdosierten Schmerzmitteln erfordern, können durch Autogenes Training positiv beeinflußt werden.

Bei der Geburt

Gerade in der Geburtshilfe hat sich das Autogene Training, wenn es während des Geburtsvorgangs praktiziert wird, sehr positiv ausgewirkt. In Geburtsvorbereitungskursen wird den Schwangeren, meist in Verbindung mit speziellen gymnastischen Übungen, das Autogene Training vermittelt. Die wichtigsten Ergebnisse der durchgeführten umfangreichen Untersuchungen (nach Prill, Literaturhinweis Seite 92):

Weniger Schmerzen und kürzere Dauer

- Der Geburtsschmerz nahm bei über eintausend beobachteten Geburten, vor allem in den ersten beiden Dritteln der Eröffnungsperiode, eindeutig ab.
- Die Gesamtzeit des Geburtsvorgangs verkürzte sich um durchschnittlich zwei Stunden.
- Im Vergleich zu anderen Frauen benötigten Gebärende, die sich des Autogenen Trainings bedienten, um etwa 30 Prozent weniger Wehentätigkeit zur Geburt ihres Kindes.

Wann Autogenes Training nicht helfen kann

Bei welchen Erkrankungen ist eine Behandlung mit Autogenem Training nicht anzuraten, beziehungsweise bei welchen Erkrankungen ist es unter Umständen sogar kontraindiziert?

Bei echten Geistes- und Gemütskrankheiten

Die echten Gemüts- und Geisteskrankheiten können nur in Ausnahmefällen mit Hilfe des Autogenen Trainings behandelt werden. Für Patienten, die an einer endogenen Depression, einer Schizophrenie oder einer »körperlich begründbaren« Psychose leiden, wie sie bei Hirntumoren oder schweren Hirnverletzungen auftreten kann, kommt Autogenes Training nicht in Frage!

Bei einem Zwangssyndrom

Neben Patienten mit diesen echten Geistes- und Gemütskrankheiten ist eine weitere Gruppe von Patienten zu erwähnen, die durch eine abnorm gesteigerte Gewissenhaftigkeit charakterisiert sind. Wir bezeichnen dieses Krankheitsbild als »Zwangssyndrom«. Bei leichteren Formen kann die Durchführung des Autogenen Trainings versucht werden, bei allen schwereren aber sollte man es nicht praktizieren. Denn gerade die abnorm gesteigerte Gewissenhaftigkeit dieser Menschen und ihr ständiges Bedürfnis, Vorgänge zu kontrollieren, stehen der im Autogenen Training geforderten passiven Konzentration entgegen: Je mehr Mühe oder gar Verbissenheit in die Realisierung verschiedener Phänomene des Autogenen Trainings gesetzt wird, desto weniger wird erreicht.

Nicht gleich nach dem Herzinfarkt

Bei frischen Herzinfarkten und dekompensierten Herzleiden ist eine Zurückhaltung in der Anwendung des Autogenen Trainings zu empfehlen.

Der Arzt entscheidet

Bei den gerade erwähnten Krankheiten kann man davon ausgehen, daß die Patienten sich in strenger klinischer Behandlung befinden – in jedem einzelnen Fall muß der behandelnde Arzt die Entscheidung treffen, ob durch die Anwendung von Autogenem Training eine Hilfe zu erwarten ist.

Wir erleben es immer wieder, daß das Autogene Training selbst in aussichtslosen Fällen eine Hilfe darstellen kann, weil es den einzelnen infolge der Selbstversenkung in die Lage versetzt, schwere Krankheitszustände wenn schon nicht zu überwinden, so doch besser zu ertragen.

Hilfe zur Selbsthilfe – der optimale Weg

Neben der Ausschöpfung aller diagnostischen und therapeutischen Möglichkeiten zur Behandlung einer Krankheit gewinnen übende, die Selbstheilungstendenzen des Patienten fördernde Verfahren wie das Autogene Training immer mehr an Bedeutung.

Bewährte Methode zur ganzheitlichen Behandlung

Heute ist diese leicht lehr- und lernbare, Seele und Körper des Menschen gleichermaßen erfassende Methode eine der am häufigsten angewandten Formen der Psychotherapie. Sie stellt auch für den nicht tiefenpsychologisch geschulten Arzt das Rüstzeug dar für eine umfassende Behandlung seiner Patienten und vertieft das Vertrauen, das Basis sein muß für eine beide Partner befriedigende Arzt-Patient-Beziehung.

Nachwort

Am 20. März 1980 verstarb Herr Professor Langen. Bis zuletzt war er in Therapie, Lehre und Forschung an prominenter Stelle tätig. Die von ihm erarbeitete *gezielte* oder *steuernde Analyse,* das *Autogene Training* und die von Professor Ernst Kretschmer entwickelte *Gestufte Aktivhypnose* waren Schwerpunkte einer außerordentlich fruchtbaren Forschertätigkeit.
Nach über vierzigjähriger Erfahrung mit der ärztlichen Vermittlung des Autogenen Trainings beschäftigten ihn in den letzten Jahren mehr und mehr Überlegungen, wie das Autogene Training den Menschen direkt und auf unkomplizierte Weise zugänglich zu machen sei. Diese Überlegungen führten schließlich zu der vereinfachten Form des Autogenen Trainings, die er in dem Manuskript für dieses Buch niederlegte.
Die Bitte von Frau Margarethe Langen und die des Verlages, das von Herrn Professor Langen hinterlassene Manuskript zu überarbeiten und zu ergänzen, bedeuteten für mich sowohl Verpflichtung als auch ehrende Aufgabe, die ich selbstverständlich gerne, auch für die vorliegende Neuausgabe, übernommen habe.

Prof. Dr. med. Karl Mann

Zum Nachschlagen

Bücher, die weiterhelfen

aus dem Gräfe und Unzer Verlag, München:

Förder, Gabriele/Neuenfeld, Gabriele, *Kinesiologie – Leben mit ganzer Kraft*

Heinze, Roderich/Vohmann-Heinze, Sabine, *NLP – mehr Erfolg, Gesundheit, Lebensfreude*

Johnen, Wilhelm, *Muskelentspannung nach Jacobson*

Koneberg, Ludwig/Förder, Gabriele, *Kinesiologie für Kinder*

Lesch, Matthias/Förder, Gabriele, *Kinesiologie. Aus dem Streß in die Balance*

Mansmann, Vinzenz, *Total erschöpft. Mit Naturheilmitteln zu neuer Energie*

Oberlack, Helmut, *Tai Ji Quan – Harmonie für Körper, Geist und Seele*

Schwarz, Aljoscha/Schweppe, Ronald, *Licht für die Seele*

Sivananda Yoga Zentrum, *Yoga*

Trökes, Anna, *Das große Yoga-Buch*

Trökes, Anna, *Yoga für Rücken, Schulter und Nacken*

Waesse, Harry, *Yoga für Anfänger*

Wagner, Franz, *Akupressur – Heilung auf den Punkt gebracht*

Wagner, Franz, *Reflexzonen-Massage*

Fachbücher

Diehl, B.J.M., *Autogenes Training und gestufte Aktivhypnose,* Springer Verlag, Berlin, Heidelberg 1987

Diehl, B.J.M., *Moderne Suggestionsverfahren,* Springer Verlag, Berlin, Heidelberg 1990

Langen, D., *Gestufte Aktivhypnose,* Thieme Verlag, Stuttgart 1979

Polzien, P., *Über die Physiologie des hypnotischen Zustands als eine exakte Grundlage für die Neurosenlehre,* Karger Verlag, Basel 1959

Schultz, I. H., *Das Autogene Training,* Thieme Verlag, Stuttgart

Uexküll, Th. v., *Psychosomatische Medizin,* Verlag Urban & Schwarzenberg, München 1996

Wissenschaftliche Publikationen

Carruthers, M., *Die kardioprotektive Wirkung des Autogenen Trainings,* 2. Allg. Med. 64, 575-579 (1988)

Heimann, H./Spoerri, Th., *Elektroencephalografische Untersuchungen an Hypnotisierten,* Mschr. Psychiat. Neurol. 4, 261 (1953)

Mann, K./Stetter, F., *Thermografische Befunde beim autogenen Training in Abhängigkeit von der Tagesperiodik,* Therapiewoche 32 (1982) 16, 2232-2238

Mann, K./G. Piepenhagen/D. Taubert/M. Bartels, *Experimentelle Untersuchung zur Stirnkühle im Autogenen Training,* Psychotherapie und Psychologie 39 (1989), 266-267

Prill, H. J., *Correlationes Psychosomaticae,* Herausg. W. Luthe (1965)

Schrapper, D. K./Mann, K., *Veränderungen der Befindlichkeit durch autogenes Training,* Psychother. med. Psychol. 35 (1985), 268-272

Schultz, I. H., *Schichtenbildung im hypnotischen Selbstbeobachten,* Mschr. Psychiat. Neurol. 49 (1921), 137-143

Adressen, die weiterhelfen

Kurse für Autogenes Training werden von den Volkshochschulen angeboten, oft auch von Selbsthilfegruppen (Rheuma-, Herz-, Schmerz- oder Krebskranke, Diabetiker u.a.).
Wenn Sie das Autogene Training unter ärztlicher oder psychologischer Anleitung lernen möchten, können Sie sich bei den örtlichen kassenärztlichen Vereinigungen oder unter folgenden Adressen nach qualifizierten Kursleitern erkundigen:

Dr. med. B.J.M. Diehl
Akademie für Autogenes Training und Hypnose
Bahnhofstraße 39
65185 Wiesbaden

Deutsche Gesellschaft für Ärztliche Hypnose und Autogenes Training
p. A. Dr. med. W.-R. Krause
- postlagernd -
38889 Blankenburg/Harz

Deutsche Gesellschaft für Therapeutische Hynose und Hypnoseforschung
Kaiserstr. 2 a
66955 Pirmasens

Univ.-Prof. Dr. G. S. Barolin
Gallmiststraße 29
A – 6800 Feldkirch

Bitte allen Anfragen einen frankierten Rückumschlag beilegen!

Beschwerden- und Sachregister

Das Original mit Garantie

Ihre Meinung ist uns wichtig. Deshalb möchten wir Ihre Kritik, gerne aber auch Ihr Lob erfahren, um als führender Ratgeberverlag für Sie noch besser zu werden.
Darum: Schreiben Sie uns! Wir freuen uns auf Ihre Post und wünschen Ihnen viel Spaß mit Ihrem GU-Ratgeber.

Unsere Garantie: Sollte ein GU-Ratgeber einmal einen Fehler enthalten, schicken Sie uns bitte das Buch mit einem kleinen Hinweis und der Quittung innerhalb von sechs Monaten nach dem Kauf zurück. Wir tauschen Ihnen den GU-Ratgeber gegen einen anderen zum gleichen oder ähnlichen Thema um.

Ihr Gräfe und Unzer Verlag
Redaktion Gesundheit
Postfach 86 03 25
81630 München
Fax: 089/41981-113
e-mail: leserservice@ graefe-und-unzer.de

Wichtiger Hinweis

Dieses Buch wendet sich mit seinen Ratschlägen an körperlich und seelisch gesunde Menschen. Wer sich in ärztlicher Behandlung befindet oder wer sich krank fühlt, muß in jedem Fall mit seinem Arzt sprechen, bevor er mit der Ausübung des Autogenen Trainings beginnt. Der Vollständigkeit halber wird im Kapitel »Autogenes Training als Therapie« darüber informiert, bei welchen Symptomen und Erkrankungen das Autogene Training als Therapie vom Arzt eingesetzt werden kann. Unabdingbare Voraussetzung für die Behandlung der in diesem Kapitel beschriebenen Krankheiten mit Hilfe des Autogenen Trainings ist die sachkundige Vermittlung dieser Entspannungsmethode unter strenger ärztlicher Überwachung.

Bildnachweis

Fotos: Michael Leis

weitere Fotos: Mauritius S. 47, 82; pandis media S. 69; The Stock Market S. 62 (Michael Keller); Tony Stone S. 2, 6 (Andre Perlstein), S. 4, 75 (Art Wolfe), S. 13 (David Hanover), S. 35 (Patrick Donhue); ZEFA S. 3 (H.G. Rossi), S. 45 (Damm), S. 78 (G. Baden)

Impressum

Inhaltlich unveränderte Neuausgabe von *Autogenes Training,* Gräfe und Unzer Verlag GmbH 1994, ISBN 3-7742-2194-4

Redaktionsleitung: Doris Birk
Redaktion: Reinhard Brendli (Neuausgabe), Doris Schimmelpfennig Funke (Originalausgabe)
Lektorat/DTP: Felicitas Holdau (Neuausgabe)
Layout: Heinz Kraxenberger
Umschlaggestaltung: independent Medien-Design
Produktion: Ina Hochbach
Lithos: Fotolito Longo, Bozen
Druck und Bindung: Auer, Donauwörth

ISBN 3-7742-1484-0

Auflage	7.	6.	5.	4.
Jahr	04	03	02	01

Die GU-Homepage finden Sie im Internet unter: www.gu-online.de